Lilas Bounon

La dyspnée terminale en Soins Palliatifs

AF145466

Lilas Bounon

La dyspnée terminale en Soins Palliatifs

Etude sur une année à l'Unité de Soins Palliatifs "La Mirandière"

Presses Académiques Francophones

Impressum / Mentions légales

Bibliografische Information der Deutschen Nationalbibliothek: Die Deutsche Nationalbibliothek verzeichnet diese Publikation in der Deutschen Nationalbibliografie; detaillierte bibliografische Daten sind im Internet über http://dnb.d-nb.de abrufbar.

Alle in diesem Buch genannten Marken und Produktnamen unterliegen warenzeichen-, marken- oder patentrechtlichem Schutz bzw. sind Warenzeichen oder eingetragene Warenzeichen der jeweiligen Inhaber. Die Wiedergabe von Marken, Produktnamen, Gebrauchsnamen, Handelsnamen, Warenbezeichnungen u.s.w. in diesem Werk berechtigt auch ohne besondere Kennzeichnung nicht zu der Annahme, dass solche Namen im Sinne der Warenzeichen- und Markenschutzgesetzgebung als frei zu betrachten wären und daher von jedermann benutzt werden dürften.

Information bibliographique publiée par la Deutsche Nationalbibliothek: La Deutsche Nationalbibliothek inscrit cette publication à la Deutsche Nationalbibliografie; des données bibliographiques détaillées sont disponibles sur internet à l'adresse http://dnb.d-nb.de.

Toutes marques et noms de produits mentionnés dans ce livre demeurent sous la protection des marques, des marques déposées et des brevets, et sont des marques ou des marques déposées de leurs détenteurs respectifs. L'utilisation des marques, noms de produits, noms communs, noms commerciaux, descriptions de produits, etc, même sans qu'ils soient mentionnés de façon particulière dans ce livre ne signifie en aucune façon que ces noms peuvent être utilisés sans restriction à l'égard de la législation pour la protection des marques et des marques déposées et pourraient donc être utilisés par quiconque.

Coverbild / Photo de couverture: www.ingimage.com

Verlag / Editeur:
Presses Académiques Francophones
ist ein Imprint der / est une marque déposée de
OmniScriptum GmbH & Co. KG
Heinrich-Böcking-Str. 6-8, 66121 Saarbrücken, Deutschland / Allemagne
Email: info@presses-academiques.com

Herstellung: siehe letzte Seite /
Impression: voir la dernière page
ISBN: 978-3-8381-4867-0

Zugl. / Agréé par: Dijon, Université de Bourgogne, 2004

TABLE DES MATIERES

INTRODUCTION

Le souffle est depuis toujours lié à l'expression de la vie. Ainsi « rendre le dernier souffle » exprime le passage de la vie à la mort.

Chez les sujets en bonne santé, la respiration est une fonction essentiellement automatique qui survient au repos sans perception consciente ni sensations désagréables.

Les patients atteints de cancer à un stade avancé sont sujets à une variété de désordres organiques et fonctionnels pouvant cliniquement se manifester par un essoufflement. La perception subjective du malade est désignée sous le nom de dyspnée et peut aller d'une simple sensation de « respiration courte » à un sentiment de mort imminente (25). Nous aborderons les difficultés sémantiques que recouvre le terme de dyspnée.

La dyspnée est l'un des symptômes les plus fréquemment rencontrés chez les patients porteurs de néoplasie avancée. Ce symptôme est souvent des plus angoissants pour le patient et sa famille, et aussi pour l'équipe soignante.

Comme pour la douleur, d'importants facteurs affectifs, cognitifs et contextuels contribuent à rendre la perception de la dyspnée totalement subjective. Ceci concourt aux difficultés rencontrées pour l'évaluer et la mesurer, tant en recherche clinique que dans la pratique clinique quotidienne.

Au cours des dernières décennies, de nombreuses études se sont intéressées à la physiologie respiratoire, combinant des approches neurophysiologique et psychophysique, dans le but d'acquérir une compréhension plus complète des mécanismes régulant la sensation de dyspnée. De nombreux stimuli ont été identifiés comme inducteurs potentiels de la dyspnée et étudiés de façon plus approfondie, mais la perception de ce symptôme n'est pas encore élucidée.

La détermination de l'origine de la dyspnée (souvent multifactorielle), son évaluation, l'état général du patient, ses souhaits et ceux de son entourage, permettent de déterminer la stratégie thérapeutique la plus appropriée, ce qui nécessite souvent une approche pluridisciplinaire. A un certain stade de la maladie, le patient ne répond plus aux traitements spécifiques visant à supprimer les causes directes du symptôme. Un traitement symptomatique doit être alors envisagé.

Or si de très importants progrès ont été réalisés dans le contrôle de différents symptômes depuis le début du mouvement des soins palliatifs, notamment dans le contrôle de la douleur, la dyspnée est le symptôme le plus problématique auquel nous soyons actuellement confrontés. Nous envisagerons les différentes thérapeutiques étudiées jusqu'à présent, d'abord « étiologiques-palliatives » puis « symptomatiques », d'après les études retrouvées dans la littérature. Il est à noter quand on regarde le nombre de publications faites jusqu'à présent sur la prise en charge de la dyspnée en soins palliatifs, leur faible nombre par rapport aux publications concernant la douleur.

Après une première partie ayant pour but de cerner l'importance du problème de la dyspnée en phase terminale, les questions posées et les réponses apportées par les publications disponibles jusqu'en 2003, la deuxième partie de cette thèse rapporte les résultats d'une étude rétrospective analysant les dossiers des patients admis au cours de l'année 2003 à l'Unité de Soins Palliatifs La Mirandière.

L'étude rapporte des données démographiques sur les patients, une évaluation sous forme de pourcentages de la fréquence de la dyspnée et de sa sévérité, des informations sur les traitements proposés et leur efficacité dans le contrôle de la dyspnée.

Ces résultats ont été comparés aux données de la littérature afin de réaliser une analyse critique de l'évaluation et de la prise en charge de la dyspnée à La Mirandière au cours de l'année 2003, permettant d'ouvrir sur l'opportunité d'études prospectives pour approfondir certaines des données rapportées ici.

PREMIERE PARTIE

I. DEFINITIONS, PREVALENCE, PHYSIOPATHOLOGIE ET MESURES DE LA DYSPNEE.

A. DEFINITIONS.

La respiration normale est un acte inconscient, ne donnant normalement lieu à aucune sensation. Mais dans certaines situations, comme l'exercice, ou à l'occasion de certaines pathologies pulmonaires, cardiaques ou neuro-musculaires, des perceptions liées à divers phénomènes respiratoires peuvent apparaître, et, parfois être ressenties comme inconfortables, désagréables, gênantes. On parle alors de dyspnée, « essoufflement » en langage courant (86).

Il n'y a pas de définition universellement reconnue de la dyspnée, mais chacun d'entre nous a déjà ressenti cette sensation et a une compréhension intuitive du phénomène (90).

Étymologiquement, le mot dyspnée vient du grec « dys » signifiant difficile, pénible, et de « pneo », le souffle.

La majorité des auteurs s'accorde autour de la définition proposée en 1965 par Julius Comroe : « la dyspnée est un sentiment qui exprime que la respiration est inconfortable, difficile et déplaisante. Il n'y a toutefois pas à proprement parler de douleur. Ce sentiment, comme la douleur par ailleurs, est totalement subjectif. Il comprend deux éléments distincts : une perception par le malade, et la réaction à cette perception ».

En 1998, la conférence de consensus de l'American Thoracic Society définit la dyspnée comme « une expérience subjective d'inconfort respiratoire consistant en des sensations qualitativement distinctes variant en intensité. Cette expérience provient d'interactions entre des facteurs physiologiques, psychologiques, sociaux et environnementaux multiples, et peut produire secondairement des réponses physiologiques et comportementales ». Cette définition souligne la nature subjective et multi-factorielle de la dyspnée, ainsi que son impact dans les différents domaines de la qualité de vie (51).

Le terme de dyspnée est ambigu, car il peut être utilisé aussi bien pour décrire une sensation normale (exercice) que le symptôme d'une maladie. Certains auteurs préfèrent donc réserver le terme de dyspnée à un inconfort respiratoire survenant pour un niveau d'activité usuel, n'entraînant normalement aucune gêne (86). La définition proposée par GUZ [cité par DAVIS (24)] souligne le fait que la dyspnée est un phénomène occasionnel et normal chez les sujets sains : « l'essoufflement est cette sensation commune d'inconfort et de difficulté respiratoire ».

Les difficultés sémantiques sont accrues par le fait que la dyspnée est une sensation multidimensionnelle, dont la reconnaissance, la tolérance et l'expression dépendent de la subjectivité, du vécu antérieur, des émotions et de la psychologie de l'individu. L'expression et la description de la dyspnée reposant obligatoirement sur le langage, celui-ci représente un facteur limitant majeur à sa quantification et à sa compréhension. Ainsi, les barrières linguistiques et culturelles sont elles un obstacle supplémentaire à l'étude de la dyspnée (86).

La dyspnée est un symptôme, et en tant que tel, « elle est ce que le patient dit qu'elle est » (24). Il faut insister sur la nature subjective de la dyspnée, qui est donc indépendante de la fréquence respiratoire et du profil respiratoire, et dont la sévérité n'est pas toujours corrélée à la gravité de la pathologie causale (86). Un patient peut sembler dyspnéique pour un observateur extérieur mais ne pas se plaindre de dyspnée, et vice versa.

On doit différencier la dyspnée de certains signes identifiables par l'observation du patient (42) :

- la tachypnée : augmentation du rythme respiratoire secondaire à une élévation des besoins métaboliques (fièvre par exemple)
- l'hyperpnée : augmentation de l'ampliation thoracique secondaire à une acidose métabolique (acidocétose diabétique)
- l'hyperventilation : augmentation du rythme et de l'amplitude ventilatoire (hyperventilation de la spasmophilie)
- la respiration de CHEYNES STOKES : respiration périodique qui consiste en une augmentation progressive de fréquence et d'amplitude des mouvements respiratoires, qui, après avoir atteint un maximum, diminuent de façon identique jusqu'à l'apnée qui précède un nouveau cycle. Elle s'observe dans les maladies cérébro-vasculaires et l'insuffisance cardiaque et traduit une souffrance diencéphalique ou mésencéphalique supérieure. La respiration périodique de CHEYNES STOKES n'est pas une dyspnée, bien qu'elle soit souvent désignée comme telle. En effet, elle n'est pas perçue comme pénible par le patient. (18)
- la respiration de KUSSMAUL peut être pénible, correspondant alors véritablement à une dyspnée. Il s'agit d'une respiration lente, profonde, et bruyante qui témoigne du processus de compensation respiratoire des acidoses métaboliques de toute origine (18). La respiration apneustique indique une atteinte protubérantielle inférieure.
- la respiration ataxique, irrégulière, anarchique, entrecoupée de pauses, survenant parfois en salves, traduit une souffrance bulbaire et doit faire redouter l'imminence de l'arrêt respiratoire.

De même que les différents qualificatifs utilisés pour décrire une douleur nous aident à en définir le type, il existe des sensations qualitativement différentes de difficultés respiratoires (tant chez le sujet normal que chez les malades), regroupées sous le terme unique de dyspnée, qu'il conviendrait d'étudier plus précisément (13). Dans une étude portant sur 53 patients souffrant de dyspnée de diverses origines, Simon et Al [cités par MAZZOCATO (59) et CHEVROLET (13)] ont décrit une association entre certains qualificatifs descriptifs de la dyspnée et des conditions spécifiques, à son origine. Chez les volontaires sains, 9 types différents de sensations respiratoires pénibles sont décrits, et, c'est là l'élément intéressant, divers stimuli respiratoires mènent à des sensations différentes (13). C'est ce que montre le tableau 1 (voir Annexes).

Mais quelles que soient les modalités de description de la dyspnée, elle est toujours vécue comme une expérience désagréable et inconfortable (86), très anxiogène tant pour le patient et son entourage, que pour l'équipe soignante.

B. PREVALENCE.

La prévalence de la dyspnée en phase terminale est très variable selon les études. D'après une revue de la littérature publiée entre 1966 et février 1999, la dyspnée est présente chez 21 à 78,6% des malades en phase terminale de cancer. Elle est modérée à sévère dans 10 à 63% des cas (79). Ces variations viennent probablement plus de définition locale, de méthodes diagnostiques du symptôme et de la sélection des patients que d'une différence vraie entre populations. De même, certains auteurs notent la présence ou l'absence de la dyspnée alors que d'autres expriment la sévérité du symptôme, mais avec différents systèmes de cotation. Ces biais ne sont pas spécifiques à la dyspnée mais se rencontrent avec d'autres symptômes.

TWYCROSS et LACK ont retrouvé 30% de patients dyspnéiques en phase terminale de cancer, mais 65% chez les patients atteints de cancers bronchiques (69).

A St Christopher Hospice et à Edmonton, la dyspnée est notée chez 41 à 47% des patients, mais est trouvée plus souvent chez l'homme (50%) que chez la femme (32%) . De même la sévérité de la dyspnée est différemment évaluée selon le sexe : 50% des hommes la jugent sévère contre seulement 25% des femmes (3).

En 1980, une étude menée à St Joseph's Hospice, à Londres, montre une incidence de la dyspnée de 48% (57% d'hommes, 39% de femmes). Parmi les patients porteurs de tumeurs pulmonaires, primitives ou métastatiques, 69% étaient dyspnéiques (41).

Une étude rétrospective réalisée en 2000 (70) note les caractéristiques démographiques et la prévalence des symptômes de 400 patients référés à trois centres de Soins Palliatifs à Londres. 95% des patients étaient porteurs d'un cancer.

Les cinq symptômes les plus fréquemment retrouvés étaient la douleur (67%), l'anorexie (34%), la constipation (32%), la faiblesse (32%) et la dyspnée (31%).

Dans une étude prospective menée à partir des données du National Hospice Studie (USA), REUBEN et MOR (76) retrouvent une incidence de la dyspnée de 53% lors de la première consultation. Seuls les problèmes alimentaires et la douleur ont une incidence plus importante (voir tableau 2 en Annexes).

D'après une autre étude plus récente menée par les mêmes auteurs, toujours à partir des données du NHS, la dyspnée survient dans 70,2% des cas à un moment ou l'autre des 6 dernières semaines de vie chez les patients en phase terminale de cancer, et sa prévalence augmente en fin de vie (76). (Voir tableau 3 en Annexes)

Dans cette étude, les facteurs de risque significatifs pour la survenue d'une dyspnée étaient : l'existence d'un cancer pulmonaire primaire ou secondaire, d'une tumeur ou de métastases pleurales, de maladies cardiaques ou respiratoires sous-jacentes, de faibles scores de Karnovsky. La dyspnée était significativement moins importante chez les patients atteints de cancers colo-rectaux. 23,9% des patients dyspnéiques ne présentaient aucun des facteurs de risques mentionnés plus haut (76).

WATCHEL et al ont étudié l'incidence de la dyspnée par localisation de la maladie, et ont trouvé que 59% des patients porteurs d'un cancer pulmonaire étaient dyspnéiques. La dyspnée était présente à des degrés moindres dans les autres localisations primitives : foie 48%, gorge 44%, cerveau 44%, os 44%, sphère uro-génitale 28% (67).

DUDGEON et al [cités par DUDGEON DJ (26)] ont trouvé que 46% de patients cancéreux suivis en externe présentaient une dyspnée, estimée modérée à sévère dans 15% des cas. Ce chiffre semblait être une estimation prudente car seulement 4% des patients étaient porteurs d'un cancer pulmonaire.

MUERS et ROUND [cités par DUDGEON (26)] avaient retrouvé précédemment la dyspnée comme plainte initiale dans 60% des cas parmi 298 patients porteurs d'un cancer pulmonaire non à petites cellules, et près de 90% juste avant le décès. La moitié de ce groupe de patients décrivait la dyspnée comme modérée à sévère.

Une étude prospective, menée par HIGGINSON et McCARTHY (44) chez des patients référés à un service de Soins Palliatifs à Londres, a montré que, si la douleur était le symptôme le plus fréquent lors de l'évaluation initiale (41%), elle devenait moins prédominante avec le temps. À l'inverse, après la première semaine de suivi, il y avait plus de patients présentant comme symptôme principal une dyspnée ou une asthénie. Dans la semaine du décès, la dyspnée était le symptôme le plus sévère. Les scores d'évaluation du symptôme pour les patients dyspnéiques ne changèrent pas dans le temps, suggérant que les méthodes existant pour contrôler la dyspnée étaient insuffisamment efficaces.

Une étude prospective a été menée par MARIN et al sur les derniers mois de vie de 191 patients suivis pour un cancer broncho-pulmonaire ou pleural et décédés entre septembre 1982 et janvier 1985. La dyspnée était le symptôme le plus fréquemment observé (112/191 soit 59% des malades), survenant surtout chez les patients porteurs de maladies localisées au thorax, et empêchant bien souvent le maintien au domicile du patient. Dans cette étude, c'est aussi la dyspnée qui imposait le recours aux sédatifs les plus puissants, ceci étant lié au manque d'efficacité des moyens thérapeutiques habituels (58).

Une étude prospective a été réalisée chez tous les malades hospitalisés dans l'Unité de Soins Palliatifs de l'HIUP (Hôpital International de l'Université de Paris) du 1 février au 1 octobre 1988. 65 malades ont été inclus, dont 92% atteints de cancer. La plainte principale à l'entrée, spontanément exprimée par le patient, n'était la dyspnée que dans 10% des cas (grabatisme 38%, douleur 23%, troubles digestifs 10%, dyspnée 10%), ce qui s'explique par la faible proportion de cancers des voies aériennes de la population étudiée. Cependant, la prévalence de la dyspnée augmente de façon très importante en questionnant les malades (54%), corroborant les données de la littérature qui font état d'une sous-évaluation fréquente de la dyspnée. Les évaluations successives montraient une baisse significative des cotations de douleur (55 à J1, 28 à J5, 26 à J15), tandis que la cotation moyenne de la dyspnée à J15 n'est pas significativement différente de la cotation initiale (35 à J1, 30 à J15) (63).

KRECH et WALSH retrouvaient la dyspnée comme symptôme initial chez 21% d'une population de patients porteurs d'un cancer du pancréas. Ce symptôme avait une valeur pronostique, avec une espérance de vie plus courte (moyenne 2 mois) que chez les patients non dyspnéiques (moyenne 5 mois) (94).

L'étude de HIGGINSON et McCARTHY (44) rapporte aussi une valeur pronostique péjorative de la dyspnée sur l'espérance de vie. Parmi les patients initialement dyspnéiques, on a observé 46% de décès dans les deux semaines, tandis que seulement 0,6% des patients présentant comme symptôme initial la douleur sont décédés dans ce laps de temps. (Voir tableau 4 en Annexes).

Des constatations identiques sont rapportées par HEYSE-MOORE (41) dans l'étude réalisée sur 303 patients successifs admis entre octobre 86 et mai 87 au

Countess Mountbatten House. La dyspnée fut évaluée chez 292 patients. 11 patients étaient trop malades à l'entrée pour donner des informations sur la présence ou l'absence d'une dyspnée.

Parmi les patients évalués, 55% étaient dyspnéiques à l'admission.

La prévalence de la dyspnée était de 78,6% chez ceux qui survécurent moins d'un jour après leur admission.

La dyspnée était plus fréquente chez les patients porteurs d'un cancer bronchique et du sein, ou avec des métastases pulmonaires.

Parmi les patients admis, 11,4% avaient une dyspnée sévère (trois sur une échelle de zéro à trois).

La survie était significativement plus courte lorsque la sévérité de la dyspnée augmentait. Survie médiane : patients non dyspnéiques : 21 J
avec dyspnée légère : 17 J
avec dyspnée modérée : 8 J
avec dyspnée sévère : 2 J.

(Voir tableau 5 en Annexes.)

Ces études soulignent que :

- la dyspnée est l'un des symptômes les plus fréquemment rencontrés en fin de vie, après les problèmes nutritifs et la douleur.

- la dyspnée est fréquemment sous-évaluée. Souvent non formulée par les patients et méconnue par les médecins, la dyspnée peut être un élément déterminant du grabatisme, qui représente la plainte initiale principale (63).

- la prévalence de la dyspnée augmente plus on s'approche du décès, tandis que la douleur diminue.

- l'incidence de la dyspnée varie selon la localisation de la maladie mais peut survenir dans tous les types de localisations primitives, même en l'absence de maladie cardiaque ou pulmonaire sous-jacente. Dans ce cas, la dyspnée représente probablement la « faiblesse générale du cancer terminal », incluant une fatigue musculaire générale et des complications médicales. L'association d'un mauvais état général et de dyspnée chez ces patients renforce cette idée.

- l'existence d'une dyspnée semble être un facteur péjoratif sur l'espérance de vie ;

- ce symptôme est encore mal contrôlé et constitue un objectif de recherche important en soins palliatifs ;

C. PHYSIOPATHOLOGIE DE LA DYSPNEE.

La physiopathologie de la dyspnée est complexe et encore mal élucidée. Il s'agit en effet d'un symptôme difficile à étudier, puisque les moyens de mesure sont relativement grossiers et que la dyspnée est une sensation subjective, consciente, influencée par l'expérience passée et l'état thymique du moment (13).

De plus, les études de la physiopathologie portent le plus souvent sur des sujets sains ou des patients porteurs de maladies pulmonaires chroniques obstructives. Peu d'études ont été réalisées sur les mécanismes physiopathologiques de la dyspnée dans le cancer.

La dyspnée est l'expression subjective de la perception de stimuli survenant pendant ou en association avec l'acte respiratoire. La sensation provient d'une série d'étapes complexes mettant en jeu l'activation de récepteurs sensoriels, la transmission de signaux sensoriels au système nerveux central, et l'intégration de ces signaux par les centres cérébraux supérieurs (2).

Selon le concept actuellement le plus répandu, la dyspnée reflète la perception consciente de l'intensité de la commande respiratoire motrice délivrée aux muscles respiratoires par les centres respiratoires du système nerveux central.

REUBEN (76) rapporte que 24% des patients dyspnéiques en stade terminal de différents cancers ne présentent ni atteinte pulmonaire ou pleurale, ni pathologie pulmonaire ou cardiaque sous-jacente.

Le rôle de la fatigue musculaire, et en particulier diaphragmatique, est une notion intéressante à approfondir.

1. Le contrôle de la respiration.

Le contrôle normal de la respiration résulte d'une interaction entre les centres respiratoires médullaires, les chémorécepteurs centraux (situés au niveau bulbaire) et périphériques (situés dans les corps carotidiens et aortiques), et les mécanorécepteurs des voies respiratoires, des poumons et de la paroi thoracique (51).

Comme la dyspnée est une sensation qui implique une perception, le système nerveux central, où l'intégration des stimuli périphériques est réalisée, est à l'évidence concerné.

Une partie de cette intégration est probablement localisée dans le tronc cérébral, puisque certains malades présentant des lésions du tronc ne présentent pas de dyspnée, même lorsqu'ils sont soumis à des stimuli connus pour être dyspnéisants. Les liens entre la dyspnée et la régulation de la ventilation, dont une partie des centres, et surtout les plus importants, sont également localisés dans le tronc cérébral, ont donc été amplement explorés. L'automatisme respiratoire est généré dans le bulbe rachidien, alors que la respiration volontaire voit son origine au niveau cortical (13).

Les études récentes utilisant l'imagerie fonctionnelle avec le scanner à émission de positrons (PET-scan) peuvent aider à localiser l'intégration centrale des messages nerveux. PFEIFFER et al [cités par MUERS (65)] ont étudié huit volontaires sains soumis à des charges respiratoires de façon à induire une dyspnée aiguë de grade 5 sur l'échelle de Borg. Dans le même temps, ces volontaires ont eu des CT-PET-scan répétés. L'activité neuronale (mesurée indirectement par cette technique par une augmentation localisée du débit sanguin cérébral) était augmentée de façon proportionnelle aux charges respiratoires dans 3 régions principales : l'insula droite antérieure, le vermis cérébral et la protubérance moyenne. Le gyrus cingularis postérieur droit était activé proportionnellement à la dyspnée perçue (et non à la charge induite) . Les auteurs ont émis l'hypothèse que la perception de la dyspnée, du moins dans ce modèle, surviendrait au niveau de l'insula, où l'activité neuronale est proportionnelle au stimulus, tandis que l'intensité de la perception serait modulée au niveau du gyrus cingularis postérieur droit, où d'autres influx nerveux entrent en jeu. Les facteurs modulateurs pourraient être les émotions, les facteurs cognitifs, ou certains traitements tels que l'air frais dirigé sur le visage, qui semble réduire la dyspnée sans modifier le schéma respiratoire (65).

Les récepteurs respiratoires sont constitués par les chémo-récepteurs et les récepteurs sensitifs périphériques :

- les chémo-récepteurs centraux, localisés au niveau du bulbe rachidien, à proximité immédiate du noyau générant la rythmicité respiratoire, répondent essentiellement à la $PaCO_2$
  - les chémo-récepteurs périphériques, essentiellement situés dans les glomi carotidiens, sont sensibles à la PaO_2
  - les récepteurs périphériques sensitifs sont ceux de la paroi thoracique, des voies aériennes, et des poumons :
  - les mécano-récepteurs des muscles respiratoires sont sensibles à la tension
  - les récepteurs intrapulmonaires sont :
    - des récepteurs à l'irritation (à adaptation rapide), sensibles à des stimuli physiques ou chimiques,
    - des récepteurs à l'étirement (à adaptation lente), sensibles aux augmentations marquées de volume pulmonaire,
    - les récepteurs des fibres C (récepteurs J), sensibles à l'engorgement et à l'œdème vasculaire, aux stimuli chimiques, et dans une moindre mesure aux stimuli mécaniques, situés dans le parenchyme pulmonaire et au niveau des bronches.

Les effecteurs de la commande respiratoire centrale sont les muscles respiratoires, qui mobilisent l'air à l'intérieur et à l'extérieur de la cage thoracique, permettant les échanges gazeux.

Des connaissances de l'innervation du système respiratoire sont essentielles à la compréhension des bases neuroanatomiques des sensations respiratoires.

Le nerf phrénique, seul nerf moteur du diaphragme, provient des troisième, quatrième et cinquième racines cervicales. En plus de sa fonction motrice, il est la source principale de l'innervation sensitive du diaphragme.

De la même façon, les nerfs intercostaux véhiculent à la fois l'innervation motrice et sensitive des muscles intercostaux. Ils proviennent des 1°à 12e racines thoraciques.

Les muscles scalènes sont maintenant plutôt considérés comme des muscles accessoires de la respiration et ils sont innervés par le cinquième nerf cervical inférieur (C4-C8).

Les muscles abdominaux sont innervés par le sixième nerf intercostal (T7-T12) et la première racine lombaire.

Les muscles principaux de la respiration accessoire sont les sterno-cléido-mastoïdiens, et, chez certains sujets, les trapèzes.

Les sterno-cléido-mastoïdiens sont innervés par le nerf spinal accessoire et par les deuxième et troisième racines cervicales (C2-C3), et les trapèzes par le nerf accessoire et les troisième et quatrième racines cervicales (C3-C4).

Les deux types principaux de récepteurs sensitifs se trouvant au niveau des muscles respiratoires sont les fuseaux neuromusculaires et les organes tendineux.

Les fuseaux neuromusculaires, abondants dans les muscles intercostaux, sont relativement rares au niveau du diaphragme. Les fuseaux neuromusculaires se trouvent dans les fibres musculaires spéciales intra-fusales, situées en parallèle avec les fibres principales musculaires extra-fusales.

Les fibres musculaires contractiles extra-fusales d'un muscle reçoivent les informations intégrées par les centres respiratoires par l'intermédiaire des moto-neurones alpha, alors que les moto-neurones gamma, aussi présents dans les nerfs périphériques, innervent les fibres intra-fusales à l'intérieur des fuseaux musculaires.

Une perturbation dans l'équilibre des deux systèmes de fibres peut être importante dans la genèse de la sensation respiratoire au cours de la respiration en charge.

Les organes tendineux sont retrouvés à la fois au niveau des muscles intercostaux et du diaphragme. Le diaphragme est richement innervé en organes tendineux, par rapport à la faible densité en fuseaux neuromusculaires. Les organes tendineux sont arrangés en séries à l'intérieur des fibres musculaires et apportent une estimation restreinte mais précise sur les forces générées par la contraction musculaire.

Malgré la présence de récepteurs alpha et bêta adrénergiques dans les muscles lisses, aucun nerf adrénergique n'a montré de fonction dans les voies respiratoires humaines. Pratiquement toutes les informations afférentes des récepteurs sensitifs des voies respiratoires et des poumons sont véhiculées par le nerf vague (parasympathique). Les informations afférentes venant des chémo-récepteurs des corps carotidiens circulent dans les branches du nerf carotidien sinusal et atteignent le système nerveux central par le nerf glosso-pharyngien
(9°paire crânienne).

Les résultantes des mouvements thoraciques, la PaO2 et la PaCO2 sont donc transmis au système nerveux central par les nerfs afférents issus des poumons, de la paroi thoracique et des chémo-récepteurs.

Finalement, le cortex cérébral peut non seulement intervenir en modifiant le signal de sortie des centres respiratoires (respiration volontaire), mais il est encore informé à tout instant de l'activité de tout le système respiratoire ; il est très probable que des perceptions intégrées de cette activité sont traitées à différents niveaux corticaux, constituant le fondement de la perception consciente du déroulement de la respiration (90).

2. Bases de la physiopathologie de la dyspnée.

Pour tenter de comprendre la physiopathologie de la dyspnée, il est important de garder à l'esprit qu'il s'agit d'une sensation consciente et donc qui nécessite d'être étudiée non seulement en termes neuro-anatomiques, mais aussi en termes psychophysiques, c'est-à-dire la relation entre les stimuli physiques et la sensation consciente évoquée.

L'approche neuroanatomique est centrée sur le rôle individuel de processus neurologiques variés et des voies de conduction impliquées dans la sensation. Un stimulus sensoriel stimule un récepteur et le signal produit est transmis le long d'une voie neuronale afférente au système nerveux central. L'information est traitée et intégrée au niveau central, et l'impression sensorielle résultante est la reconstruction de la stimulation du récepteur.

Ce modèle ne tient pas compte du fait essentiel que la perception consciente est interprétée à la lumière des expériences passées et des apprentissages. Aussi les investigations des mécanismes de la dyspnée doivent prendre en compte non seulement l'aspect neuroanatomique mais aussi les facteurs psychophysiques.

Des méthodes expérimentales variées ont été employées pour étudier les mécanismes physiopathologiques responsables de la dyspnée.

De nombreux chercheurs ont utilisé le modèle expérimental de l'apnée, qui est similaire à une forme sévère de dyspnée. Quant un sujet sain retient sa respiration à volume pulmonaire de repos, il n'y a pas de sensation déplaisante pendant les 15 à 30 premières secondes. Ensuite, les muscles respiratoires commencent à se contracter et le sujet devient de plus en plus gêné. On a recherché activement les facteurs déterminant la durée de la période d'apnée et la gêne associée. Bien que ces études aient apporté d'importantes informations sur les sensations respiratoires, leur application à notre compréhension de la dyspnée chez des patients porteurs de maladies respiratoires doit être prudente.

Une seconde approche expérimentale a été l'utilisation d'un certain nombre de techniques psychophysiques dans la recherche des changements provoqués dans la sensation évoquée consciente par le fait de respirer à travers des charges externes résistives ou élastiques. Les principales techniques psychophysiques employées utilisent des seuils de discrimination et des techniques d'échelle. Le seuil de discrimination détermine la valeur du changement dans l'intensité du stimulus nécessaire pour que le sujet ressente une différence dans la sensation. En général, il faut un changement de 10 à 20 % dans la charge élastique et de 25 à 30 % dans la charge résistive pour qu'il soit détecté. Les techniques des échelles montrent la réponse du sujet à une variété de stimuli sensoriels d'intensité différente. Plusieurs échelles peuvent être employées, telles que l'échelle visuelle analogique ou celle de Borg. De nouveau, la limite potentielle de ces études est l'hypothèse que la sensation produite par l'augmentation de la charge respiratoire est identique à la sensation de dyspnée survenant chez des patients porteurs de maladies respiratoires.

Une troisième approche expérimentale examine les sensations de ventilation insuffisante survenant lors de l'inhalation de CO_2.

La quatrième approche expérimentale a été l'étude d'un certain nombre de patients atteints de lésions neurologiques ainsi que les effets de différents blocs nerveux, dans le but de définir les bases neuroanatomiques de la sensation respiratoire.

Finalement, les études ont porté sur l'étude du niveau de ventilation selon le type de respiration. Différentes sensations ont été notées pendant l'hyperventilation volontaire, en opposition à un niveau de ventilation identique réalisé avec stimulation hypoxique ou hypercapnique (90).

Les mécanismes potentiellement responsables du développement de la dyspnée peuvent être classés en quatre catégories principales :
- perturbations chimiques
- perturbations des récepteurs des muscles respiratoires : théorie de l'inadéquation « tension-longueur »
- perturbations des récepteurs pulmonaires
- perturbations de la commande respiratoire motrice sortante (90).

a Les sensations liées à la stimulation des chémo-récepteurs.

Le système de contrôle respiratoire chimique maintient la ventilation à un niveau adapté aux besoins métaboliques de l'organisme. Les chémorécepteurs périphériques et centraux sont stimulés par les variations de pO2, de pCO2 et de pH, et activent en réponse les centres respiratoires centraux (2).

Bien qu'il soit reconnu que hypoxie et l'hypercapnie causent une dyspnée sévère, on ne sait pas si l'altération de la stimulation des chémorécepteurs peut être perçue directement ou si la détresse est due à l'augmentation concomitante de l'activité motrice respiratoire conduisant à l'augmentation de la ventilation (90).

OPIE et al et PATTERSON et al [cités par TOBIN (88)] ont mené des expériences sur des patients présentant des atteintes poliomyéliques sévères et ont conclu qu'une augmentation de PaCO2 de 40 à 50 mmHg était associée au développement d'une dyspnée. Mais l'activité respiratoire efférente n'était pas mesurée dans ces études.

CASTELE et al [cités par TOBIN (90)] ont étudié un groupe de volontaires sains pendant une ventilation mécanique à volume courant et fréquence respiratoire fixes. Ils ont d'abord induit une hypocapnie (PCO2 expirée de 30 mmHg) et ont ensuite progressivement augmenté la concentration inspirée en CO2 en maintenant les paramètres ventilatoires constants. Une sensation dyspnéique était notée quand la PET CO2 montait à 42 mmHg, mais seulement après que l'activité respiratoire efférente ait augmenté et que les sujets assistent activement la ventilation mécanique. Ces résultats suggèrent que l'altération de la sensation respiratoire était d'abord dépendante de l'activité respiratoire efférente plutôt que due directement à la modification de la PCO2.

Les études de blocage neuro-musculaire complet réalisées par CAMPBELL et al suggèrent aussi que la stimulation des chémo-récepteurs ne joue pas un rôle primordial dans la pathogène de la dyspnée, puisque la détresse respiratoire n'apparaissait pas pendant une durée d'apnée prolongée, malgré une augmentation de la PaCO2 à 72 mmHg.

BANZETT et al [cités par TOBIN (90)] ont étudié la capacité de 4 malades tétraplégiques porteurs de lésions hautes (C1 et C2), sous ventilation mécanique permanente, à détecter « le besoin d'air » quand la PCO2 inspirée augmentait. Ces patients avaient une paralysie totale des muscles respiratoires, à l'exception des sterno-cléido-mastoïdiens et des trapèzes. En utilisant un schéma en double aveugle et des techniques psycho-physiques rigoureuses, ils ont montré qu'une élévation de PETCO2 de 10 mmHg était perçue comme « besoin d'air » bien que la ventilation n'ait pas changé. Ils en ont conclu que le besoin d'air ne dépend pas des contractions des muscles respiratoires, et qu'il est probablement dû à la projection directe des voies afférentes des chémo-récepteurs au niveau du cortex sensoriel et/ou à la projection de voies accessoires venant des centres respiratoires moteurs sur le cortex sensoriel.

D'autres investigations sont nécessaires pour résoudre les divergences parmi les études ci-dessus.

b Les sensations liées à la stimulation des récepteurs pulmonaires.

Des maladies pulmonaires variées sont responsables d'une stimulation des récepteurs pulmonaires à l'étirement, à l'irritation, et des fibres C. L'importance de ces récepteurs dans la muqueuse respiratoire a été étudiée à travers l'utilisation d'anesthésiques locaux inhalés. La capacité à détecter des charges résistives et élastiques demeure inchangée, ainsi que la capacité d'apnée. Ceci suggère que les récepteurs muqueux des voies aériennes supérieures ne jouent probablement pas un rôle important dans ces sensations, mais n'exclut pas un rôle des récepteurs situés au niveau des structures profondes dans la genèse des sensations respiratoires.

Presque tous les signaux afférents provenant des mécanorécepteurs des voies aériennes et des poumons sont véhiculés par le nerf vague. En conséquence, un certain nombre de chercheurs ont étudié le rôle joué par le nerf vague dans la pathogène de la dyspnée, en utilisant diverses approches expérimentales.

GUZ et al [cités par TOBIN (90)] ont induit un bloc vagal bilatéral en injectant de la lidocaïne autour du nerf vague à la base du crâne. Ce procédé entraîne inévitablement le blocage du nerf glosso-pharyngien de façon simultanée. Comme les stimuli afférents des chémo-récepteurs périphériques sont transmis par les nerfs glosso-pharyngiens, les chercheurs ont tenté de reproduire une dénervation fonctionnelle de ces nerfs en faisant inspirer aux patients 100 % d'oxygène.

La durée d'apnée était prolongée malgré une élévation de PETCO2 à 66mmHg, et la détresse respiratoire associée était moindre. La sensation « d'incapacité à avoir assez d'air » pendant la réinspiration de CO2 était également abolie. Par contre, le

30

modèle respiratoire de repos et la capacité à détecter des charges ajoutées n'étaient pas modifiés. D'après ces expériences, et bien que ces résultats n'indiquent pas si l'information afférente vagale est directement perçue, les chercheurs suggèrent que la commande de la respiration pendant l'apnée et les sensations désagréables perçues pendant l'apnée et la réinspiration de CO_2 dépendent des informations afférentes vagales. Cependant l'étude est gênée par le blocage simultané des nerfs glosso-pharyngiens, et le fait d'inhaler 100 % d'oxygène diminue mais n'abolit par la réponse des chémo-récepteurs périphériques.

Les patients atteints de fibrose pulmonaire présentent une augmentation de la commande respiratoire, de la ventilation minute, et de la fréquence respiratoire, associées à un niveau plus élevé de dyspnée. Ces anomalies sont habituellement attribuées à une stimulation accrue des récepteurs pulmonaires sensitifs. GUZ et al ont étudié l'effet du blocage vagal chez cinq patients porteurs de fibrose pulmonaire. Deux des patients ont senti un soulagement de la dyspnée.

BRADLEY et al [cités par TOBIN (90)] ont étudié l'effet de la vagotomie sur les modèles respiratoires et les performances à l'exercice de 5 patients emphysémateux sévères, mais un seul de ces patients avait une vagotomie bilatérale. Une amélioration symptomatique a été notée chez deux des patients, et deux autres patients ont montré une petite amélioration.

Il n'y a pas de preuve vraiment convaincante d'une perception directe des informations transmises par le nerf vague. Il semblerait plutôt que des altérations du niveau de la commande respiratoire motrice centrale aux muscles inspiratoires, secondaires à une activation de réflexes vagaux, soient responsables des modifications des sensations respiratoires et de la dyspnée (2).

c Les sensations liées aux récepteurs des muscles respiratoires.

La paroi thoracique est constituée d'une part par une structure osseuse et cartilagineuse, et d'autre part par un ensemble de muscles impliqués dans la respiration (diaphragme, intercostaux, sterno-cléido-mastoïdiens, scalènes...). Il faut noter que la plupart de ces muscles ont une fonction mixte, respiratoire et posturale ou cinétique. Ceci explique qu'au cours de maladies respiratoires sévères, par exemple, des actions non respiratoires mettant ces muscles en jeu aux dépens de leur action respiratoire puissent être source de dyspnée.

De nombreux arguments plaident pour un rôle majeur des muscles respiratoires dans les perceptions respiratoires.

Au point limite de l'apnée, la réalisation d'une manoeuvre de réinspiration peut diminuer l'inconfort et prolonger de temps d'apnée, même si la PCO2 augmente et la PO2 diminue. Ces études suggèrent que le mouvement de la paroi thoracique et des poumons permet de soulager la sensation désagréable d'apnée. En plus, elles indiquent que les altérations des valeurs des gaz du sang ne causent pas directement la détresse bien qu'elles y contribuent certainement partiellement.

Ces découvertes et les études ultérieures réalisées pendant la respiration en charge ont conduit CAMPBELL et HOWELL à formuler une hypothèse générale du mécanisme de la dyspnée, appelée théorie de « l'inadéquation tension-longueur ». Cette théorie suggère que, lors de la respiration normale, il existe une relation appropriée entre la tension développée par les muscles respiratoires et le déplacement résultant dans la longueur du muscle. Les patients seraient capables de détecter des charges mécaniques ajoutées car le déplacement réalisé en termes de volume ou de flux est inférieur au déplacement attendu. Ces chercheurs considèrent que l'apnée est la forme ultime d'inadéquation tension-longueur et suggèrent que le soulagement apporté par la manœuvre de réinspiration au point critique de l'apnée est dû au raccourcissement des muscles respiratoires, conduisant à une réduction de l'importance de l'inadéquation tension-longueur. Cette théorie a constitué la base de travail de nombreux travaux expérimentaux ultérieurs menés dans le but de déterminer les mécanismes des sensations respiratoires.

Les études utilisant un agent bloquant la plaque neuro-musculaire, le curare, ont apporté une preuve supplémentaire du rôle primordial des muscles respiratoires dans la pathogenèse de la dyspnée. Cet agent paralyse tous les muscles respiratoires, tout en laissant intactes les afférences pulmonaires et l'activité des centres respiratoires.

CAMPBELL et al ont montré que le curare entraînait une prolongation marquée du temps d'apnée malgré l'augmentation de la PaCO2 à 72 mmHg et une abolition de la détresse généralement associée à l'apnée. Ils ont conclu de ces études que la détresse due à l'apnée provient du résultat de la contraction des muscles respiratoires et non des stimuli venant des poumons.

Des études ont été réalisées pour déterminer les rôles respectifs du diaphragme et des muscles intercostaux dans le développement de la dyspnée. EISELE et al [cités par TOBIN (90)] ont étudié 4 patients ayant subi une rachi-anesthésie au niveau du 1° segment thoracique. Ceci entraîne un blocage à la fois afférent et efférent de l'activité nerveuse des muscles intercostaux, tandis que l'innervation du diaphragme (nerf phrénique, C3-C5) et l'activité pulmonaire sensitive (nerf vague) restent intactes. Dans cette étude, le blocage de la paroi thoracique n'a entraîné aucun changement dans la durée de l'apnée, ni dans la détresse associée à la réinspiration de CO2 ou dans la capacité à détecter des charges respiratoires. De façon similaire, DIMARCO et al ont montré que des patients atteints de tétraplégie cervicale basse (atteinte en-dessous de C5, ce qui entraîne des conséquences neurologiques identiques à la rachi-anesthésie) ont une reproduction et un ajustement normaux du volume respiratoire.

Ces études suggèrent que les muscles intercostaux ne sont pas essentiels dans la perception des volumes respiratoires et dans la détresse respiratoire due à l'apnée.

A l'inverse, GOTTFRIED et al ont observé une altération partielle de la sensation de charge dans un groupe similaire de patients atteints de tétraplégie cervicale basse, ce qui suggère un rôle des récepteurs des muscles intercostaux dans les sensations de la force des muscles respiratoires (90).

d Les sensations liées à la commande motrice respiratoire.

On s'est intéressé au rôle de la « perception de l'effort » dans le développement de la dyspnée. Ce terme renvoie à un sentiment conscient de l'innervation qui accompagne le départ des impulsions volontaires motrices du cortex cérébral. Ce concept est basé sur la démonstration de Von Helmhotz en 1867 que la vision nécessite un mécanisme reposant sur une décharge motrice sortante, plutôt que d'être uniquement dépendante d'informations afférentes.

Alors que les caractéristiques neurophysiologiques de cette sensation d'effort demeurent obscures, il est probable qu'elle soit au moins partiellement liée à la commande motrice respiratoire sortante, bien que les preuves en restent largement indirectes.

McCLOSKEY et al [cités par TOBIN (90)] ont montré qu'un muscle fatigué perçoit mieux la masse d'une charge. Dans une étude récente sur la fatigue diaphragmatique, la perception de l'augmentation de l'effort respiratoire n'était pas liée à l'intensité de l'activité diaphragmatique ni à sa contraction, et les auteurs se demandaient si une augmentation générale de la commande motrice respiratoire dirigée préférentiellement sur les muscles intercostaux n'était pas un déterminant plus important des modifications sensorielles. Ceci, d'un point de vue finaliste, voudrait dire que la dyspnée est un mécanisme protecteur qui devrait mettre en garde l'organisme en lui signalant que le travail respiratoire est intense et qu'il risque de conduire à la fatigue des muscles respiratoires (13, 90).

D'autres études renforcent l'idée que la sensation de dyspnée pourrait simplement représenter la perception consciente de la commande motrice respiratoire sortante. Cependant, si ce mécanisme était l'unique source de la sensation dyspnéique, on s'attendrait à une dyspnée intolérable au cours de l'apnée prolongée des sujets subissant un blocage neuro-musculaire complet par le curare. L'absence de détresse chez ces patients suggère que la commande motrice effectrice est peut-être couplée à un feed-back provenant des muscles respiratoires pour produire cette sensation (90).

Il y a de plus en plus d'arguments en faveur de l'importance du rôle des muscles respiratoires dans la dyspnée chez les patients porteurs de cancer avancé. On a vu précédemment que la perception centrale de l'augmentation de l'effort moteur nécessaire à obtenir une tension musculaire donnée contribue à la sensation d'augmentation de l'effort respiratoire par des signaux transmis des neurones du tronc cérébral au cortex sensoriel. Aussi, la faiblesse musculaire ou la fatigue peuvent contribuer directement et indirectement à la sensation de dyspnée (51).

Trois études ont évalué les facteurs corollaires de la dyspnée chez les patients cancéreux. Deux de ces études ont été faites à des stades avancés de la maladie [étude de DUDGEON et LERTZMAN citée par LEGRAND (51), étude de BRUERA et al, citée par LEGRAND (51)], l'étude la plus récente [par DUDGEON et al, citée par LEGRAND (51)] évaluait des patients moins malades. Toutes ont retrouvé une faiblesse musculaire de sévérité variable. Les patients de l'étude la plus récente avaient une diminution moins profonde du MIP (moyenne 55 versus 16 cm d'eau) que dans les études faites chez des patients plus malades par les mêmes auteurs. L'importance de la force des muscles respiratoires est soutenue par des découvertes similaires dans une étude récente chez des patients porteurs de sarcoïdose avec atteinte des muscles squelettiques. A la fois dans l'étude des patients atteints de sarcoïdose et chez les sujets inclus dans l'étude de BRUERA, la sévérité de la dyspnée était corrélée au degré de faiblesse musculaire. DUDGEON et LERTZMAN et DUDGEON et al n'ont pas retrouvé de corrélation. La raison de ces discordances n'est pas claire. Les facteurs corrigeables corrélés à un MIP bas étaient l'anémie, l'hypoxie et l'hypophosphorémie. Le syndrome d'anorexie/cachexie est probablement un facteur contribuant à la faiblesse musculaire dans le cancer avancé. Il y avait des corrélations statistiquement significatives entre les taux sériques d'albumine et une perte de poids supérieure à 10 %. La corrélation entre albumine et MIP bas était presque significative (51).

Récemment, on s'est intéressé à la relation entre la dyspnée à un niveau de ventilation élevé et la nature de la stimulation respiratoire. ADAMS et al [cités par TOBIN (90)] ont rapporté que des sujets sains et des patients porteurs de maladies respiratoires se sentent moins dyspnéiques quand ils reproduisent volontairement un niveau de ventilation élevé que si le même niveau de ventilation est produit de façon réflexe par inhalation de CO_2. FREEDMAN et al ont poursuivi ce travail en étudiant un groupe de patients BPCO, et ont noté que la diminution de la dyspnée pendant la respiration volontaire (par rapport à la respiration provoquée) n'était pas due à des différences mécaniques respiratoires entre les 2 états. Dans un autre rapport de ce groupe de chercheurs, LANE et al ont noté que des sujets sains se sentent moins dyspnéiques quand une partie de leur ventilation est produite par un effort volontaire que si le même niveau de ventilation était produit entièrement par le stimulus de l'exercice. Ces séries d'expériences suggèrent que le degré de dyspnée peut être très différent dans des circonstances où les informations provenant de la paroi thoracique et des poumons devraient être les mêmes. En plus, les résultats suggèrent que quand la ventilation est augmentée volontairement (par des voies neurologiques outrepassant les centres respiratoires du tronc cérébral probablement), la sensation de dyspnée est diminuée. Les chercheurs ont conclu que la dyspnée résulte de l'intégration centrale de l'activité générée par les centres respiratoires médullaires conséquente à la stimulation de la respiration réflexe.

e Le syndrome d'hyperventilation (HVS) (90).

Le syndrome d'hyperventilation est fréquent, 6 à 11% de la population générale, et très souvent sous-estimé dans les cancers avancés. Les phénomènes responsables de l'initialisation et du maintien de ce syndrome sont inconnus. On a suggéré que le HVS était lié à une hyperréactivité du système respiratoire au stress ; les personnes présentant un état d'anxiété chronique ont une commande respiratoire plus élevée et les sujets présentant un syndrome d'hyperventilation semblent présenter une hypocapnie à l'état de base.

La dyspnée est observée chez 50 à 90% des patients présentant ce syndrome. De façon caractéristique, ils la décrivent comme « un sentiment de ne pas être capable de prendre une respiration suffisamment profonde » ou un sentiment de suffocation ou d'oppression dans la poitrine. Contrairement aux patients porteurs de maladies cardio-vasculaires ou pulmonaires, cette forme de dyspnée a une relation moins marquée avec l'exercice et est moins susceptible d'être améliorée au repos. En fait elle peut même se développer peu de temps après l'arrêt de l'effort plutôt que pendant. La douleur thoracique est un symptôme fréquent et peut mimer une angine de poitrine. L'hyperventilation induit une alcalose et une hypocapnie se manifestant cliniquement par : une augmentation de l'excitabilité neuro-musculaire avec fourmillements diffus et contractures musculaires, vasoconstriction des vaisseaux cérébraux avec étourdissements, vertiges, voire perte de connaissance, vasoconstriction coronaire avec angor et dysrythmies, augmentation de la sécrétion de catécholamines avec sueurs et palpitations et effet Bohr (déplacement vers la gauche de la courbe de dissociation de l'hémoglobine) responsable d'une réduction de la libération d'oxygène aux tissus aggravant l'angor et les malaises.

Divers désordres organiques peuvent être responsables du HVS : désordres neurologiques centraux, insuffisance hépatique, douleur sévère. L'asthme, les pathologies interstitielles (lymphangite) ou vasculaires (HTAP) pulmonaires sont moins fréquemment impliqués. L'anxiété est souvent à l'origine d'un véritable cercle vicieux, augmentation de la ventilation et aggravation des symptômes.

Conclusion

La sensation de dyspnée est multidimensionnelle. En plus de la simple perception d'effort respiratoire, il y a aussi une dimension affective et cognitive. Les sentiments désagréables et angoissants perçus par le patient porteur d'un cancer avancé au point de ressentir une dyspnée au repos sont très différents dans leur signification et leur impact émotionnel de ceux ressentis, par exemple, après un effort intense (25).

Comroe écrit que la dyspnée comprend « la perception d'une sensation par le patient et la réaction à cette perception ». De nombreux facteurs émotionnels, tels l'anxiété, la peur et la dépression, concourent à aggraver ce symptôme. Une étude sur des sujets atteints de maladies broncho-pulmonaires chroniques a démontré que la composante anxio-dépressive abaisse le seuil de la dyspnée [BURNS et al, cités par VENTAFRIDDA (25)].

A l'issue de plus de 20 ans d'investigations diverses, la physiopathologie de la dyspnée reste mal élucidée et est loin d'avoir une explication unitaire.

Néanmoins un certain nombre de faits sont à tout le moins très probables :

1) la dyspnée a un rapport étroit avec l'intensité de la commande respiratoire issue des centres respiratoires, donc avec la mise en action des muscles inspiratoires ;

2) la dyspnée est plus en relation avec la stimulation réflexe qu'avec la stimulation volontaire de la respiration ;

3) l'hypercapnie et l'hypoxémie pourraient être des facteurs indépendants de l'action des muscles respiratoires et jouer un rôle amplificateur sur la sensation de dyspnée ;

4) enfin, l'intégration centrale joue un rôle majeur dans la genèse de la dyspnée.

D. MESURES DE LA DYSPNEE : LES DIFFERENTES ECHELLES.

« Mesure ce qui est mesurable, rends mesurable ce qui ne l'est pas . » Galilée (1564-1642)

De par sa nature subjective, la dyspnée fait habituellement l'objet d'une description plus que d'une mesure. De plus, sa sévérité apparente peut ne pas être corrélée aux mesures physiologiques (56).

La mesure est le fait de faire correspondre un nombre à un objet ou à un événement d'après certaines règles, et sa force est basée sur la reproductibilité de cette correspondance. Le remplacement de la description par la mesure permet de communiquer avec précision et de résoudre les problèmes par le calcul plutôt que par la discussion. Il faut garder à l'esprit qu'utilité et validité ne sont pas toujours synonymes. La validité repose sur la conformité de la mesure aux règles. Mais les contraintes imposées par les règles peuvent aboutir à une mesure valide mais non utilisable ; parallèlement, une mesure peut être utilisable mais non strictement valide(46).

Depuis le début des années 80, plusieurs méthodes ont été développées afin de rendre la dyspnée quantifiable. Elles permettent d'aborder avec une plus grande rigueur aussi bien l'étude des mécanismes physiologiques que les essais thérapeutiques (70).

On a utilisé des méthodes psychophysiques et des méthodes cliniques afin d'évaluer la dyspnée. Les tests psychophysiques ont permis une meilleure compréhension des sensations respiratoires, mais leur application en clinique est très limitée.

1. Indicateurs objectifs : tolérance à l'effort, paramètres spirométriques.

Les tests d'effort à la marche sont plus proches des activités de la vie quotidienne que ceux réalisés sur bicyclette ergométrique (85).

Le test de marche de 12 minutes de Mac Gavin (53) s'est révélé une bonne mesure du handicap des patients porteurs de BPCO ou de fibrose pulmonaire et présente comme avantage que la distance parcourue est quantifiée et évidemment plus objective. Des études [BUTLAND et al cités par STARK (85)] ont prouvé qu'un test de marche de 2 à 6 minutes donne autant d'informations que la distance parcourue en 12 minutes. De plus, le test de marche de 12 minutes a l'inconvénient de faire intervenir d'autres paramètres sur la performance (douleur ou fatigue musculaire) (85).

Il existe peu de corrélation entre les paramètres fonctionnels pulmonaires et les capacités d'effort mesurées par les tests sur bicyclette ergométrique et test de marche.

Dans l'étude de STRIJBOS JH (87), les mesures spirométriques n'étaient pas prédictives du niveau d'effort maximal atteint par les patients.

Une étude prospective a été menée par HEYSE-MOORE et al (43) chez 155 patients porteurs de cancer avancé afin d'explorer les similitudes et les différences entre appréciation subjective de la dyspnée et indices spirométriques. Les corrélations entre les scores de la dyspnée obtenus par une échelle visuelle analogique et par spirométrie étaient faibles ; les auteurs concluent que la spirométrie ne peut pas être utilisée comme une mesure fiable de la dyspnée.

Les limitations de la mesure de la dyspnée au laboratoire sont évidentes. Premièrement, de nombreux malades sont soit incapables soit réticents à pratiquer une épreuve d'effort. Deuxièmement, le degré d'essoufflement mesuré lors d'une épreuve d'effort réalisée sur bicyclette ergonomique ou sur tapis roulant ne reflète pas nécessairement la dyspnée perçue par le patient lors des activités de la vie quotidienne.

Diverses méthodes ont dès lors été proposées ces dernières années pour évaluer la dyspnée indépendamment de toute stimulation par exercice physique (70).

2. Indicateurs subjectifs : la dyspnée

La dyspnée peut être mesurée de manière indirecte et directe (46).

a Les mesures directes : échelles visuelles.

Les bases de la physiopathologie de la dyspnée étant mieux connues, de nombreuses méthodes ont été développées pour mesurer directement la sensation subjective de dyspnée.

Les mesures directes de la dyspnée utilisent des échelles d'auto-évaluation, par exemple l'échelle de Borg où l'échelle visuelle analogique.

L'échelle visuelle analogique consiste en une ligne verticale située au centre d'une page. On demande au patient de placer sur cette ligne un point correspondant à l'importance des symptômes ressentis (cotation de 0 à 100) à différents niveaux d'effort.

L'échelle de Borg associe des nombres de zéro à 10 à des expressions verbale simple, telles que : « très, très légère » ,« sévère » ou « maximale ».

On peut également citer celle de HEYSE-MOORE qui comporte 4 grades :

0 : absence de dyspnée

1 : légère et supportable

2 : modérée mais gênante

3 : sévère ou insupportable.

L'étude de MUZA SR (67) montre que l'échelle visuelle analogique est reproductible et étroitement corrélée à celle de Borg, utilisées pour mesurer les sensations respiratoires à l'effort d'une population de patient porteur d'une maladie obstructive pulmonaire chronique stable. Ces 2 échelles ont donc été retenues comme méthodes validées pour les études cliniques.

Ces échelles sont de bons moyens pour évaluer l'évolution de la dyspnée et l'efficacité des thérapeutiques chez un même malade. Elles ne permettent pas de comparaison exacte d'un malade à l'autre ; cependant elles peuvent être utiles pour étudier l'efficacité d'une thérapeutique au sein d'une population homogène (Voir Annexes).

b Les mesures indirectes

Les mesures indirectes n'impliquent pas une échelle de la dyspnée en elle-même, mais établissent le niveau d'activité pour lequel la dyspnée constitue un facteur limitant.

La méthode la plus ancienne est le « diagramme du coût en oxygène » proposé par MacGAVIN et al en 1978. Il s'agit d'une description d'activités courantes classées le long d'une échelle verticale de 10 cm, par consommation en oxygène décroissante ; le malade est invité à marquer d'un trait sur l'échelle le niveau d'activité le plus élevé dont il est capable (70).

L'échelle de Fletcher est établie à partir de questions structurées à propos des activités limitées par la dyspnée (distance de marche, nombre d'étages).

Ces échelles traduisent l'importance de la tâche déclenchant la dyspnée, mais ne tiennent pas compte de l'effort associé. Cette considération est importante, puisque le développement d'une dyspnée au cours d'une activité, comme monter un étage, peut présenter des variations selon la vitesse de marche. Par exemple, un patient peut améliorer ou au contraire présenter une détérioration de ses capacités en modifiant l'effort avec lequel une même tâche est réalisée. Il existe donc un manque de sensibilité, car des changements significatifs peuvent ne pas être reflétés par une modification du grade de la dyspnée sur l'échelle (85).

Un autre inconvénient de ces échelles est l'absence de prise en compte du retentissement fonctionnel. Ce paramètre devrait également participer à l'évaluation de la dyspnée, puisque une réduction modeste des capacités d'effort peut n'être à l'origine que de peu de symptômes chez une personne sédentaire ou âgée, mais se révéler désastreuse chez un sujet jeune ayant une demande d'activité importante.

L'index de dyspnée de base de Mahler (56) prend en compte les répercussions sur l'aptitude fonctionnelle des patients. Trois aspects sont évalués : le niveau d'effort nécessaire pour provoquer l'essoufflement, la rapidité de la tâche qui déclenche l'essoufflement et les répercussions de la dyspnée sur l'aptitude fonctionnelle du sujet. Les réponses fournies permettent de calculer un index de dyspnée de base. Si un traitement est appliqué, un questionnaire complémentaire permet de calculer un index évolutif de dyspnée, jugeant l'évolution du symptôme par rapport à l'index de base (70). (Voir Annexes.)

Conclusion

La dyspnée peut être très variable chez un même patient pour de nombreuses raisons. Sa sévérité est habituellement en relation à l'activité, et souvent à l'anxiété. La vitesse d'installation du symptôme peut influencer sa perception par le malade plus que la sévérité elle-même. De plus, l'expérience antérieure qu'a le malade de la dyspnée, personnelle ou observée chez d'autres personnes, modifie son évaluation de la dyspnée.

Cette subjectivité du symptôme rend difficile en pratique clinique quotidienne ou dans les études cliniques l'évaluation de l'intensité de la dyspnée et de l'efficacité des traitements proposés.

Les mesures objectives de la dyspnée, reposant sur les mesures spirométriques et les tests d'effort n'ont pas leur place chez les malades de soins palliatifs.

De nombreuses méthodes de mesure subjective utilisant des techniques d'échelle ont été proposées, et l'utilisation de l'une ou l'autre de ces méthodes dépend du but recherché et de la question posée.

II. ASPECTS CLINIQUES.

A. ETIOLOGIES.

Les mécanismes cliniques ressortent de cinq possibilités pouvant être associées (11) :

- extension tumorale dans les différents compartiments respiratoires ou à l'étage sous diaphragmatique
- séquelles des thérapeutiques antérieures
- prise en compte de l'état fonctionnel antérieur, respiratoire, cardio-vasculaire et neurologique
- état général déficitaire : anémie, fonte musculaire, anxiété
- complications intercurrentes : infection, embolie pulmonaire, pneumothorax, troubles du rythme,...

1. L'EXTENSION TUMORALE.

Parenchymateuse

cancer pulmonaire primitif

métastases multiples

miliaire

lymphangite carcinomateuse

cancer bronchoalvéolaire multifocal

embolie néoplasique

Bronchique

   infiltration bronchique étendue

   sténose bourgeonnante : trachée, bronches principales

   compression extrinsèque

Pleurale

   pleurésie

   mésothéliome pleural

Médiastinale

   lymphadénopathies médiastinales

   syndrome cave supérieur

   paralysie phrénique, récurrentielle

   envahissement du péricarde (compression, tamponnade, troubles du rythme)

Autre

   paralysie des cordes vocales

   tumeur intracérébrale

   ascite néoplasique

   hépatomégalie

   iléus paralytique

   leucostase pulmonaire au stade terminal des leucémies

2. LES SEQUELLES DU TRAITEMENT.

- chirurgie : pneumectomie, lobectomie
- radiothérapie : pneumopathie radique
- chimiothérapie : fibrose, rares cas de tumeurs solides, cardiomyopathie, myélosuppression entraînant anémie ou infections
- médicamenteux : pneumopathie secondaire à la prise de Cordarone ou d'Anandron

3. LES PATHOLOGIES RESPIRATOIRES, CARDIO-VASCULAIRES OU NEUROLOGIQUES SOUS-JACENTES

- maladie chronique obstructive des voies aériennes
- asthme
- séquelle de tuberculose pulmonaire
- fibrose pulmonaire
- insuffisance cardiaque, péricardite constrictive ou épanchement péricardique
- atteinte des motoneurones (SLA)

4. LES FACTEURS GENERAUX

- altération de l'état général
- fatigue musculaire souvent favorisée par une corticothérapie
- troubles métaboliques
- anémie
- déformation de la paroi thoracique
- obésité
- attaques de panique, syndrome d'hyperventilation

5. LES COMPLICATIONS

- infections respiratoires parenchymateuses (pneumonie, abcès), bronchiques, pleurales (pleurésie purulente, pyothorax, fistule)
- choc septique
- pneumothorax
- pneumopathie d'inhalation
- fistule oeso-trachéale
- embolie pulmonaire
- OAP
- tamponnade
- pathologie ischémique
- trouble du rythme

B. DEMARCHE DIAGNOSTIQUE.

1. INTERROGATOIRE ET EXAMEN CLINIQUE.

- recherche d'antécédents contributifs, tels qu'un syndrome pulmonaire obstructif chronique, un asthme, une pathologie cardiaque, une maladie professionnelle ou la prise de médicaments à effets secondaires pulmonaires ou cardiaques.

- mode d'installation

    lent, évoque une surinfection pulmonaire, une lymphangite carcinomateuse,

    brutal, évoque une obstruction bronchique, une embolie pulmonaire, un épanchement pleural ou péricardique, un problème cardiaque,

    paroxystique, évoque anxiété et bronchoconstriction.

- facteurs aggravants

    changements de position : mobilisation de masse tumorales, un épanchement pleural ou une ascite

    absence de majoration à l'effort : oriente vers des facteurs psychogènes surajoutés

- caractéristiques de la dyspnée : il existe différentes sensations de dyspnée : rapide, superficielle, expiration difficile, sensation de suffocation, soif d'air, sensation de serrement...

    le rythme (mesure de la fréquence respiratoire : polypnée ou bradypnée)

    le temps (inspiratoire ou expiratoire)

    le type et les signes associés (cornage,...)

- signes cliniques : ils sont variables selon l'étiologie et il n'y a pas toujours de corrélation entre l'intensité de la dyspnée et les découvertes de l'examen clinique objectif qui doit être global : pulmonaire et cardiaque mais aussi général...

2. EXAMENS COMPLEMENTAIRES (78).

Trois examens complémentaires simples peuvent aider au diagnostic étiologique la dyspnée :
- la radio thoracique
- l'électrocardiogramme
- l'oxymétrie transcutanée, technique non agressive, simple et fiable pour le diagnostic et le suivi objectif des hypoxies.

Dans certains cas, d'autres examens seront nécessaires tels que :
- fibroscopie bronchique avec aspiration protégée, lavage broncho-alvéolaire ou biopsie
- scanner thoracique
- échographie cardiaque.

L'indication de ces examens dépend de l'état du patient et des informations attendues en vue d'une meilleure adaptation thérapeutique. Aucun examen n'est fait systématiquement. Les mesures dynamiques de la fonction pulmonaire n'ont pas leur place en médecine palliative. Il ne faut utiliser que des investigations performantes pour le patient d'où découlera une attitude réaliste.

3. L'EVALUATION OBJECTIVE

Utilisation d'échelles visuelles analogiques ou d'échelles verbales simples ou numériques pour évaluer la dyspnée au repos et dans les activités de la vie quotidienne.

III. APPROCHE THERAPEUTIQUE.

Le choix de la thérapeutique se fonde sur une évaluation précise et continue de la dyspnée, mais doit tenir compte de l'état général du patient, de l'estimation de son pronostic, de ses souhaits et de ceux de son entourage.

Pour établir un traitement adapté à la situation du malade, il est bon de chercher à préciser le stade évolutif de la maladie et de choisir le modèle thérapeutique. Le malade est-il en phase terminale de sa maladie ou en phase palliative ?

En phase terminale, le décès est inévitable à court terme et même imminent. À ce stade, des investigations complémentaires ne présentent aucun intérêt ; seul un traitement symptomatique est nécessaire, visant au confort du malade, tout autre traitement étant interrompu.

Si le malade est au stade avancé de la maladie, c'est-à-dire en phase palliative, des examens complémentaires ou des traitements pourront être prescrits pour prolonger la survie avec confort, soulager les symptômes et favoriser un certain bien-être. Le gain en semaines ou en mois doit être pondéré par la recherche la qualité de vie.

Le passage de la phase palliative à la phase terminale est parfois difficile à mettre en évidence. Par ailleurs, pour certaines affections cancéreuses, il existe un chevauchement des traitements curatifs et des traitements palliatifs. Certains traitements dits actifs sont poursuivis alors qu'une rémission n'est même plus espérée, car ils peuvent améliorer le confort du malade en diminuant les sensations pénibles comme la douleur et la dyspnée.

Au total, en fonction du stade de la maladie, un traitement étiologique sera réalisé s'il est possible et approprié. Si ce traitement devient insuffisant ou inapproprié, on recourt alors aux traitements symptomatiques, qui selon les cas, seront ou non associés au traitement spécifique. Néanmoins l'efficacité de ces traitements symptomatiques reste limitée pour l'instant.

A. TRAITEMENTS « ETIOLOGIQUES ».

1. Chimiothérapie et hormonothérapie.

Ce ne sont pas les thérapeutiques les plus souvent utilisées en soins palliatifs. Ainsi une étude du St Christopher Hospice trouve seulement 1,6% de patients recevant une chimiothérapie et 6% une hormonothérapie.

L'hormonothérapie à base de Tamoxifen (Nolvadex*, Tamofène*) ou d'aminoglutéthimide (Orimétène*), dans les cancers du sein, peut réduire la taille des métastases pulmonaires et ainsi améliorer la dyspnée.

L'indication de la chimiothérapie se discute en fonction de plusieurs paramètres:
- la chimiosensibilité de la tumeur (cancer bronchique à petites cellules : étoposide, Vépéside*, et les lymphomes),
- nombre des chimiothérapies antérieures et réponses obtenues. S'il n'y a pas eu de bonnes réponses aux précédentes cures, il est peu probable qu'une nouvelle soit efficace ; l'apparition d'une chimiorésistance est fonction du nombre de cures administrées.
- la masse tumorale : dans le cas de cancers pulmonaires, plus la masse tumorale responsable de la dyspnée est petite, meilleure sera la réponse.
- la non accessibilité à un autre traitement, essentiellement les atteintes parenchymateuses comme la lymphangite carcinomateuse (3).

2. La radiothérapie.

La radiothérapie est plus largement utilisée en soins palliatifs. Elle est principalement indiquée dans deux situations :
- le syndrome cave supérieur par envahissement tumoral du médiastin, bien qu'elle ne soit plus le traitement de choix dans un certain nombre de cancers, de par les progrès de la chimiothérapie,
- l'obstruction bronchique d'origine tumorale.

Elle est délivrée par radiothérapie externe classique ou dans certains centres par curiethérapie endoluminale à haut débit (la tumeur est en contact direct avec une source radioactive pendant quelques minutes au cours d'une fibroscopie).

La radiothérapie externe a pendant longtemps été considérée comme le traitement standard des malades porteurs de cancers pulmonaires non à petites cellules, mais les résultats sur l'obstruction bronchique et l'atélectasie sont variables et la radiothérapie externe ne semble efficace que chez un quart des patients. Dans cette population de malades, le traitement local utilisant la bronchoscopie semble plus efficace et représente la seule alternative thérapeutique, surtout si les malades ont déjà eu au préalable un traitement chirurgical, de la radiothérapie externe ou de la chimiothérapie.

3. Les techniques utilisant la bronchoscopie.

Le but des techniques utilisant la bronchoscopie est de réduire le degré d'obstruction bronchique d'origine tumorale, responsable d'une altération de la qualité de vie des patients (11). L'obstruction trachéo-bronchique dans le cancer pulmonaire est associée à une morbidité et à une mortalité significatives, liées à la dyspnée, au stridor, à l'hypoxie et aux pneumopathies post-obstructives. En l'absence d'atteinte parenchymateuse, l'insuffisance respiratoire et le décès peuvent provenir d'une inadéquation entre la ventilation et la perfusion pulmonaire. En cas d'obstruction bronchique ancienne, il faut bien peser les indications ; si l'obstruction porte également sur les vaisseaux pulmonaires, la partie parenchymateuse n'est plus fonctionnelle et ouvrir les bronches, sans rétablir la circulation crée un déséquilibre entre la ventilation et la perfusion et peut ne pas améliorer la dyspnée, voire elle l'aggrave en augmentant l'espace mort (49).

Le choix de la stratégie de traitement des tumeurs obstructives trachéo-bronchiques dépend : de l'acuité de la présentation, du type de lésion, du stade de la maladie, de l'état général du patient, de ses capacités fonctionnelles cardiaques et pulmonaires, de l'expérience du médecin. Il n'existe pas pour l'instant d'études randomisées comparant chaque modalité de traitement en termes de mérite de chacun des procédés, de bénéfice sur la survie, de coût, ou d'amélioration de la qualité de vie, compte-tenu du dilemme éthique que représente la prise en charge de ces malades (49).

a La broncho-aspiration à l'endoscope souple.

La broncho-aspiration est intéressante dans les indications suivantes :
- suppurations bronchiques : sécrétions muco-purulentes, visqueuses et adhérentes ou noyant l'arbre trachéo-bronchique.
- trouble de la ventilation : bouchon de pus entraînant une atélectasie lobaire ou de tout un poumon.

L'endoscope souple est le moyen le plus sûr, offrant plusieurs avantages par rapport à une simple sonde d'aspiration :
- pas davantage traumatisant :
  - emprunte les mêmes voies, nasale ou buccale, avec le confort d'une anesthésie locale par la Lidocaïne*
  - le calibre de l'endoscope (4 mm) est acceptable par rapport à celui des sondes (2 mm)
- réalisable au lit du malade, sous oxygène, prémédication non nécessaire
- contrôle de la vue
- aspiration soigneuse aussi bien de la région pharyngo-laryngée que des bronches segmentaires
- possibilité de levée d'obstacles grâce à des fluidifiants injectés in situ
- prélèvements protégés, bactériologiquement fiables
- éventuelle instillation locale d'antibiotiques.

Le geste thérapeutique dure de cinq à 10 minutes pour une efficacité prolongée de 24 à 48 heures. Il s'effectue sous le contrôle de la SaO2 grâce à l'oxymètre de pouls, et au besoin sous oxygénothérapie.

b Le Laser YAG.

Le laser (light amplification by stimulated emission of radiation) a été utilisé en médecine depuis le début des années 60. La première application clinique du laser au niveau des voies respiratoires a été rapportée en 1973 avec l'utilisation du laser au dioxyde de carbone. Depuis, d'autres types de laser ont été employés sur les voies aériennes. Le laser le plus largement utilisé pour le traitement des tumeurs endo-bronchiques est le laser YAG (Nd-YAG : neodymium-yttrium-aluminium-garnet).

La flexibilité de ses fibres permet de l'utiliser avec un bronchoscope rigide ou souple, le choix de l'instrument dépendant de l'expérience de l'opérateur et des caractéristiques du patient (49).

L'intérêt du laser YAG réside dans la rapidité des résultats, d'où son intérêt en urgence, et dans sa reproductibilité (11). Les indications spécifiques sont les tumeurs bourgeonnantes de la trachée ou des bronches principales.

Les contre-indications sont les lésions infiltrantes ou les compressions extrinsèques, la compression ou l'envahissement direct de l'artère pulmonaire par la tumeur, l'envahissement tumoral contigu entre la trachée et l'œsophage, et un collapsus pulmonaire complet de plus de quatre à six semaines. Si le patient a des besoins élevés en oxygène avant l'utilisation du laser, le risque d'ignition endo-bronchique est accru (49).

Les complications sont rares, inférieures à 2%. La complication la plus sévère est la perforation d'un gros vaisseau intrathoracique. L'ignition trachéo-bronchique est également sévère mais rare, et peut être évitée en maintenant une fraction inspirée en oxygène inférieure à 40%, et en évitant les agents anesthésiques combustibles. L'hémorragie provenant d'un vaisseau tumoral est généralement insignifiante et contrôlée facilement par photocoagulation. En cas de saignement majeur, on utilisera un bronchoscope rigide pour aspirer et faire l'hémostase du site de saignement. Les pneumothorax ou pneumomédiastins peuvent résulter d'une perforation par le laser de l'arbre trachéo-bronchique ou d'une complication de la ventilation mécanique.

Toutes les publications s'accordent pour souligner le confort apporté : le résultat est le plus souvent spectaculaire après une seule séance. Pour des raisons éthiques on ne dispose pas d'études prospectives qui permettraient d'apprécier l'incidence de cette technique sur la survie des patients (11).

Le traitement par laser est efficace ; il permet le soulagement de la dyspnée, de la toux, des hémoptysies, et des pneumopathies post-obstructives, ainsi que le sevrage de la ventilation mécanique dans 80% des cas (49).

STANOPOULOS compare une série historique témoin et une série de patients bénéficiant du laser. Tous sont porteurs d'un cancer pulmonaire inopérable ayant nécessité une ventilation assistée en urgence pour un syndrome asphyxique : dans la série laser, tous les patients sont améliorés et sevrés du respirateur, la médiane de survie et de 98 jours (de 5 à 770 jours), alors que dans la série historique tous les patients sont décédés sous respirateur avec une médiane de survie de 8,5 jours (2 à 15 jours) (11).

Le second travail est celui de S.J.DESAI, qui compare 35 patients atteints de cancer bronchique non à petites cellules, non opérable, traités par association de radiothérapie et de laser YAG, et un groupe historique de 58 patients qui, pour une pathologie similaire, n'ont eu que la radiothérapie seule. La médiane de survie du premier groupe est de 250 jours et de 307 jours dans le second. Cette différence n'est pas statistiquement significative sur l'ensemble des deux groupes. Mais si on prend dans chaque groupe les patients reçus et traités en urgence, la médiane de survie passe de 150 jours dans le groupe radiothérapie seule à 267 jours dans le groupe avec laser. La différence de moyenne de survie entre ces deux sous-groupes est significative avec un p = 0,04 (11).

Dans les séries de Cavaliere portant sur 2610 interventions par laser YAG réalisée chez 1838 patients présentant une obstruction des voies aériennes, on a observé dans 93 % des cas un soulagement des symptômes, une amélioration radiographique et endoscopique, ainsi qu'une amélioration de la qualité de vie (49).

c La cryothérapie.

La cryothérapie n'est pas une technique d'urgence, car son effet utilise les propriétés de l'azote liquide, plus lent à agir et nécessitant deux à quatre séances espacées de quatre à huit jours. En revanche les risques de complications sont plus faibles qu'avec le laser et elle peut se réaliser sous anesthésie locale. Elle est intéressante dans les lésions à la fois bourgeonnantes et infiltrantes et peut venir en complément du laser par son effet hémostatique (11).

d L'électrocoagulation.

L'électrocoagulation bronchoscopique est l'application d'un courant électrique à haute fréquence pour coaguler ou détruire un tissu au niveau de l'arbre trachéo-bronchique. Depuis son introduction en 1930, l'électro-coagulation a été largement utilisée dans la chirurgie ainsi que dans les techniques endoscopiques en gastro-entérologie et en urologie. Son utilisation dans l'arbre trachéo-bronchique est restée limitée. Grâce au développement de meilleurs sondes, électrodes, bronchoscopes et générateurs électriques à haute fréquence, et surtout en raison de coûts d'équipement et de maintenance plus faibles que ceux du laser YAG, on observe un intérêt croissant pour son utilisation dans le traitement palliatif du cancer avancé et dans le traitement du cancer à un stade précoce.

Plusieurs sondes d'électrocoagulation sont disponibles pour l'utilisation trachéo-bronchique et elles peuvent être introduites par l'intermédiaire d'un fibroscope rigide ou souple, selon les habitudes de l'opérateur. Le courant électrique produit par un générateur à haute fréquence peut être destiné à « coaguler » ou à « couper », selon les réglages du voltage et de l'ampérage.

L'électrocoagulation a été utilisée avec succès pour détruire des tumeurs obstructives trachéo-bronchiques en utilisant un bronchoscope rigide ou souple. SUTEDJA et al [cités par LEE (49)] ont rapporté un taux de réponse de 70% après utilisation de l'électrocoagulation chez 56 patients présentant une obstruction des voies aériennes due à un cancer avancé. Dans une autre étude, incluant 56 patients porteurs d'un cancer pulmonaire inopérable ou de tumeurs bénignes, traités par électrocoagulation, la dyspnée a été soulagée dans 67% des cas et l'hémoptysie dans 75%. COULTER et al ont montré un taux de succès de 86% en appliquant l'électrocoagulation sous anesthésie locale à un groupe de patients sélectionnés porteurs de petites lésions polypoïdes endo-bronchiques.

Des complications à type d'hémorragie, d'explosion, et de défaillance respiratoire peuvent survenir mais sont rares si l'opérateur est expérimenté.

e **La curiethérapie endoluminale.**

La curiethérapie endoluminale est une forme de traitement par irradiation locale qui utilise la mise en place temporaire d'une source radioactive encapsulée à l'intérieur ou à proximité de la tumeur.

Les avantages de la curiethérapie endoluminale par rapport à la radiothérapie externe sont :

- la délivrance d'une dose de radiations plus importante directement au niveau de la tumeur,
- la diminution rapide de l'intensité des radiations à l'extérieur de la région traitée,
- la localisation précise de la dose délivrée,
- l'adaptabilité à la forme de la tumeur.

Les traitements par curiethérapie à bas débit utilisés initialement ont été remplacés par des traitements à haut débit (12).

L'extrémité d'un cathéter en polyéthylène est placée à une distance de 2 à 4 cm de la tumeur endo-bronchique à l'aide d'un bronchoscope. Celui-ci est retiré et on vérifie le positionnement du cathéter radiologiquement. Le cathéter est ensuite chargé par une source radioactive (généralement de l'iridium 192).

Pour la curiethérapie à bas débit, la source radioactive délivre 50 à 100 cGy par heure et, selon la dose totale à délivrer (généralement aux alentours de 30 Gy), le cathéter sera laissé en place entre 48 et 72 heures.

Pour la curiethérapie à haut débit, on délivre 100 à 500 cGy par heure. Ceci permet de réduire la durée du traitement et de le réaliser en externe. La procédure de traitement avec administration de doses fractionnées est répétée à des intervalles de trois à quatre semaines.

La curiethérapie est indiquée dans la prise en charge palliative des tumeurs obstructives trachéo-bronchiques (endo-bronchiques, sous muqueuses ou péri-bronchiques); elle est contre-indiquée en cas d'envahissement tumoral artériel ou médiastinal.

Les études portant sur la curiethérapie à faible et haut débits montrent des taux de réponse similaire de 60 à 89% et de 54 à 94% respectivement. Un soulagement des symptômes est observé chez 72% des malades avec l'utilisation d'un bas débit, et 80% des malades avec la curiethérapie à haut débit.

La réponse à la curiethérapie est corrélée à la taille tumorale, et de bons résultats ont été observés sur de petites tumeurs endo-bronchiques et périphériques. Le taux de réponse complète des petits tumeurs endo-bronchiques était de 96% et la survie médiane de 17 mois. Pour les tumeurs inférieures à 1 cm, la survie moyenne était de 28 mois et la médiane de survie à deux ans de 58%. Les complications et le taux de survie pour de la curiethérapie à bas débit et à haut débit étaient comparables.

La curiethérapie associée au laser prolonge la durée de survie comparée au laser seul.

Une étude réalisée en Turquie (12) compare, avant et après traitement par curiethérapie à haut débit, les symptômes et l'obstruction bronchique chez 95 malades porteurs d'un cancer pulmonaire inopérable, avec obstruction trachéo-bronchique. Tous les symptômes (dyspnée, toux, hémoptysie, pneumopathie post-obstructive) ont été améliorés par la curiethérapie, ainsi que le taux d'obstruction bronchique. Les symptômes ayant le mieux répondu au traitement étaient la dyspnée et l'hémoptysie.

Les complications rapportées de la curiethérapie sont la défaillance respiratoire, l'hémoptysie massive, la bronchite radique, les sténoses et l'érosion des artères pulmonaires. L'hémoptysie a été observée dans 7,4% des cas chez 159 patients après curiethérapie à haut débit [étude de KHANAVKAR, citée par CELEBIOGLU (12) et LEE (49)] mais semblait plus liée à la progression tumorale qu'à la curiethérapie. D'après NORI et al, le risque de complications est lié à l'importance de la dose fractionnée appliquée pendant la curiethérapie à haut débit. Dans cette étude, une amélioration symptomatique a été obtenue chez tous les patients présentant une dyspnée et/ou une hémoptysie, sans aucune complication aiguë ou tardive telles qu'une hémorragie pulmonaire fatale ou la formation d'une fistule trachéo-bronchique.

Les bronchites radio-induites et les sténoses dues à la curiethérapie à haut débit surviennent dans 8,7% des cas et sont plus fréquemment observées en cas de tumeurs de la trachée et des bronches principales, de dose d'irradiation totale élevée, de volume isodose de 100%, d'intention curatrice, et de bons indices de Karnovsky.

Bien que théoriquement la curiethérapie à bas débit cause moins de dommages aux tissus sains que la curiethérapie à haut débit, la survenue d'hémorragies, de bronchites radio-induites et de sténoses est comparable.

Dans l'étude de CELEBIOGLU (12) , seulement un patient a présenté une hémoptysie massive nécessitant une hospitalisation ; aucune autre complication n'a été relevée. Les auteurs, ayant utilisé des doses fractionnées chez les sujets en mauvais état général, suggèrent que ceci pourrait expliquer les faibles taux de complications observées.

Au total, la curiethérapie à haut débit est maintenant largement reconnue comme une méthode simple et fiable de traitement palliatif, pouvant être réalisée en externe, sous anesthésie locale. Une simple dose de curiethérapie à haut débit, de 15 à 20 Gy, à 1 cm, semble avoir une efficacité palliative comparable à celle de la radiothérapie utilisée seule chez les patients présentant une tumeur endo-bronchique.

f Les prothèses endobronchiques.

Elles sont indiquées :

- dans les compressions extrinsèques de la trachée ou des bronches,
- en cas de sténose infiltrante,
- en cas d'obstruction par une tumeur endo-bronchique, quand l'amélioration obtenue après traitement par laser est inférieure à 50%,
- en cas de tumeur endo-bronchique agressive, récidivante, malgré des traitements répétés par laser,
- en cas de perte du support cartilagineux par destruction tumorale,
- pour assurer la fermeture d'une fistule oesotrachéale ou oesobronchique (associé ou non à une prothèse œsophagienne).

L'équipe de J.F.DUMON à Marseille est à l'origine de cette technique qui se réalise sous anesthésie générale, avec un bronchoscope rigide ; un tube siliconé est mis en place à travers la partie sténosée ; la prothèse à un diamètre variant de 12 à 16 mm pour une longueur de 30,40 ou 50 mm et comporte à sa partie externe des picots qui assurent l'adhérence aux parois soit de la trachée, soit des bronches principales (11).

Dans l'idéal, un stent trachéo-bronchique devrait posséder les caractéristiques suivantes : capacité à maintenir la liberté des voies aériennes et à se conformer à la tortuosité des voies aériennes; facilité d'insertion et de repositionnement; biocompatibilité; faible coût; faibles dommages causés à la muqueuse et formation limitée de tissus granuleux; pas d'interférence avec la clairance muco-ciliaire; pas de migration.

Il n'existe pas de stent remplissant tous ces critères, aussi l'évaluation des performances du stent ne doit pas être basée uniquement sur la réponse initiale au traitement mais plutôt sur les capacités à maintenir une perméabilité à long terme des voies aériennes et selon les complications rapportées en fonction du modèle.

g La thérapie photodynamique.

Au-delà de ses effets thermiques, le laser peut être utilisé pour ses effets photochimiques, qui sont liés à l'activation intracellulaire d'éléments photosensibles par la lumière du laser à une longueur d'onde spécifique, ce qui conduit à la nécrose tissulaire ou à la fluorescence. La thérapie photodynamique implique un agent photosensible, qui, lorsqu'il est exposé à une longueur d'onde donnée, entraîne la formation de radicaux libres de l'oxygène, toxiques, entraînant la mort cellulaire. Il s'agit d'un processus en deux étapes, nécessitant l'administration intraveineuse d'un agent photosensible puis l'application d'une lumière provenant d'un laser non thermique. L'agent photosensible, approuvé par la Food and Drug Administration, est appelé la Photofrin (ou DHE), un dérivé d'une hématoporphyrine. Après administration de la DHE, celle-ci est retenue à l'intérieur des cellules tumorales mais disparaît de la plupart des tissus sains en six heures, sauf au niveau du poumon, du tissu réticulo-endothélial, et de la peau. 40 à 50 heures après l'administration de DHE, le site tumoral est exposé à une lumière laser d'une longueur d'onde de 630 nm à travers un bronchoscope flexible. La nécrose tumorale est le résultat de la destruction cellulaire par les radicaux superoxyde et hydroxyl, et des occlusions vasculaires liées à la libération de thromboxane-A2. Une bronchoscopie est nécessaire 2 à 4 jours plus tard pour aspirer les débris tumoraux nécrotiques.

La thérapie photodynamique été utilisée dans la prise en charge palliative des cancers trachéo-bronchiques obstructifs avancés. Elle semble être plus efficace pour les tumeurs polypoïdes et inefficaces pour les maladies infiltrantes et péri-bronchiques. Moghissi et al ont traité 100 patients aux stades III ou IV d'une obstruction maligne trachéo-bronchique par photothérapie dynamique et ont trouvé une amélioration endoluminale de l'obstruction de 68% en moyenne. Cette découverte était reflétée par une amélioration de la capacité vitale forcée moyenne et du volume expiratoire moyen forcé en une seconde de 430ml et 280 ml respectivement. La médiane de survie des patients porteurs d'un cancer pulmonaire avancé et traités par photothérapie a également été améliorée par rapport à celle observée avec les autres modalités de traitement.

Les autres indications de la thérapie photodynamique incluent le traitement des cancers pulmonaires synchroniques ou métachroniques (cancer pulmonaire primitif multifocal). Dans une étude menée par Konaka et al, dans laquelle la thérapie photodynamique était utilisée pour traiter 27 patients porteurs de cancers pulmonaires multifocaux (14 synchroniques et 13 métachroniques), soit en monothérapie soit combinée à la chirurgie, la survie moyenne était de 52 mois. Il a également été rapporté que l'utilisation de la thérapie photodynamique préopératoire réduit l'étendue de la résection chirurgicale nécessaire pour certains patients.

Les avantages de la thérapie photodynamique sur le laser sont sa facilité de réalisation technique et sa sécurité. Les obstructions lobaires distales, non accessibles au laser, peuvent être traitées par thérapie photodynamique sous anesthésie locale.

Les complications de ce traitement sont minimes et peuvent se manifester par une dyspnée, due à l'obstruction des voies aériennes par l'œdème et le gonflement tissulaire, une photosensibilité, une hémoptysie, et rarement, une nécrose tissulaire bronchique.

Les inconvénients de la thérapie photodynamique incluent : un délai d'action long, ce qui la rend inutilisable chez des patients présentant une détresse respiratoire aiguë en rapport avec une obstruction trachéo-bronchique ; la nécessité d'éviter l'exposition solaire pendant quatre à six semaines ; la nécessité de bronchoscopies de nettoyage fréquentes (49).

4. Drainages et chirurgie (8, 33, 88).

Les épanchements pleuraux sont des complications fréquentes des tumeurs malignes, se présentant comme la manifestation d'une récurrence ou comme la première manifestation du cancer. Bien que leur existence signifie le plus souvent l'inopérabilité de la tumeur solide, une thérapie appropriée permet de réaliser de longues périodes de palliation.

Pour de nombreux patients, ce traitement peut être local plutôt que systémique, entraînant moins de toxicité et ne compromettant pas l'utilisation d'une chimiothérapie ultérieure.

La présentation clinique la plus fréquente est la dyspnée, pouvant être associée à une toux, avec ou sans douleur thoracique de type pleural. La radio thoracique confirme l'épanchement. Les épanchements malins sont des exsudats, avec une concentration élevée en protéines et des LDH augmentées. Cependant, aucun de ces éléments ne suffit à affirmer le diagnostic de malignité.

Le seul diagnostic de certitude est apporté par la présence de cellules malignes. Même dans les circonstances où l'épanchement est malin, la cytologie réalisée par ponction n'est positive que dans 60% des cas ; cette sensibilité est augmentée de 7% si une biopsie pleurale est associée lors de la thoracocentèse.

La thoracoscopie est un bien meilleur moyen diagnostique, et permet de voir des dépôts au niveau du parenchyme pleural dans 60% des cas où la cytoponction est négative. De plus, elle permet de biopsier des nodules tumoraux au niveau de la paroi pleurale postérieure.

On a utilisé un grand nombre de marqueurs tumoraux dans les épanchements pour essayer de déterminer leur étiologie maligne ou bénigne, mais aucun de ces marqueurs n'est pour l'instant suffisamment spécifique pour éliminer une étiologie maligne devant un épanchement dans lequel aucune cellule maligne n'est identifiée. Aussi les patients présentant un épanchement pleural symptomatique dont l'étiologie maligne est cliniquement suspecte devront être traités par traitement intracavitaire, même si les cellules malignes n'ont pu être identifiées.

Le pronostique et l'indication du traitement local actif d'un épanchement dépendent de plusieurs facteurs : âge, état général, type tumoral primitif, métastases.

La médiane de survie après découverte d'un épanchement est variable selon le type tumoral primitif. Les patients porteurs d'un cancer du sein ont une survie plus longue, avec une espérance de vie supérieure à un an. La durée de la survie chez les malades atteints d'un cancer du poumon avec épanchement varie selon le type histologique, mais la moyenne est de six mois. On ne dispose pas de données importantes pour les patients porteurs de tumeurs gastro-intestinales ou ovariennes primitives, mais la survie probable après découverte de l'épanchement varie de six mois à un an. Pour les patients porteurs de lymphome malin non Hodgkinien, chez qui le traitement de l'épanchement est plutôt systémique que local, la médiane de survie est de 40 mois si l'épanchement disparaît, de six mois seulement s'il persiste après la chimiothérapie.

- Le drainage simple des épanchements malins est peu utilisé du fait de la rapidité de reconstitution de ces épanchements. On peut laisser en place un drainage souple par Pleurocath*qui peut rendre quelques services. Les ponctions pleurales répétées sont douloureuses, nécessitent des visites régulières à l'hôpital et augmentent le risque infectieux.

- La symphyse pleurale s'applique aux pleurésies malignes primitives ou secondaires. Elle est réalisée au moyen d'un produit irritant sous thoracoscopie et anesthésie générale, locale ou neuroleptanalgésie selon l'état clinique du malade.

Les traitements intracavitaires ont fait appel à différents agents. L'or radioactif agissait plus par un mécanisme sclérosant que par une action directement cytotoxique, et posait des problèmes de protection vis-à-vis des radiations pour le patient et les soignants. Les anticorps monoclonaux ont montré des résultats encourageants mais on ne sait pas si l'efficacité est due à une liaison spécifique au niveau des sites tumoraux ou à une rétention non spécifique de l'isotope dans la plèvre.

L'agent immunostimulant Corynebacterium parvum a été utilisé dans de nombreuses études et a permis une pleurodèse effective dans 80% des cas. Les protéines régulatrices du groupe de l'interféron, impliquées dans les réponses cellulaires antivirales, ont aussi une activité antinéoplasique sur certaines cellules leucémiques et cellules rénales carcinomateuses. Deux études ont montré de bons résultats chez des malades ayant reçu de l'interféron alpha intracavitaire.

La plupart des agents intracavitaires utilisés ont maintenant été testés au cours d'études randomisées. Les procédés sont multiples (bléomycine, tétracycline, méthotrexate) mais le meilleur semble être le talcage suivi d'un drainage de trois à cinq jours.

Les meilleures indications sont : les pleurésies des cancers peu chimiosensibles, les pleurésies des mésothéliomes et les pleurésies n'ayant pas répondu à la chimiothérapie et cause première de la dyspnée et de l'inconfort. C'est donc un geste plutôt précoce dont les indications sont cependant limités par : un indice de Karnovsky < 50, d'autres symptômes ou localisations au premier plan, une probabilité de non réexpansion du poumon sous-jacent (d'où l'intérêt d'une ponction test), une atélectasie étendue, une lymphangite carcinomateuse et d'importantes séquelles radiques.

La thoracoscopie offre par ailleurs l'avantage de pouvoir réaliser d'autres gestes palliatifs : évacuation d'un épanchement péricardique par fenêtre pleuropéricardique, drainage des pleurésies purulentes.

- La pleurectomie est la méthode chirurgicale de choix car suivie d'aucune récidive de l'épanchement ; sa réalisation doit être précoce. Cependant, elle ne peut pas s'appliquer à tous les patients car grevée d'une morbidité de 23% et d'une mortalité de 10%.

La chirurgie s'adresse essentiellement à l'évolution loco-régionale d'une tumeur de la tête ou du cou comprimant la trachée : indication spécifique de trachéotomie à discuter dans les dyspnées par paralysie des cordes vocales.

5. Traitement des autres causes pulmonaires de dyspnée

Il est non spécifiques aux soins palliatifs, mais indispensable au bon contrôle du symptôme.

B. LES THERAPEUTIQUES A VISEE PALLIATIVE.

1. Mesures générales.

L'anxiété accompagne toute sensation de dyspnée ; elles se majorent mutuellement il faut donc :

- prendre le temps de permettre au patient et à sa famille d'exprimer leurs craintes avouées ou cachées : mourir étouffé, seul, peur de s'endormir et de ne pas se réveiller.
- expliquer le pourquoi de la dyspnée, les traitements prescrits et les résultats espérés,
- installer le patient confortablement dans son lit, en ménageant un espace autour de celui-ci,
- donner une sensation d'air frais par une ventilation efficace de la pièce qui selon TWYCROSS est aussi efficace que l'oxygène
- mettre en route une oxygénothérapie particulièrement chez les malades en hypoxie, mais aussi dans le seul but de rassurer,
- prévenir et soulager un encombrement bronchique au moyen d'une kinésithérapie douce.

2. Les moyens médicamenteux.

a Les corticoïdes (35,64).

Les corticoïdes agissent en réduisant la réaction œdémateuse péritumorale (action désinfiltrante), mais aussi par un effet bronchodilatateur, anti-inflammatoire et également par une action spécifique propre anti-tumorale (lymphomes). Ils sont principalement indiqués lors de la compression tumorale des voies aériennes, dans un syndrome de la veine cave supérieure, lors de lymphangite carcinomateuse, d'œdème pulmonaire post-radiothérapie ou dans un bronchospasme sévère.

Pour un effet plus rapide initialement, la voie parentérale est préférable en employant des posologies élevées (60 à 240 mg de méthylprednisolone ou 5 à 30 mg de dexaméthasone) poursuivis pendant trois à quatre jours. Un épisode de dyspnée aiguë par compression tumorale peut faire discuter de fortes doses de méthylprednisolone par voie IV (500 à 1500 mg/ 24 heures).

Le relais est ensuite pris par les formes orales à la posologie la plus faible et la plus efficace. La poursuite du traitement au long cours est le plus souvent affaire d'habitude et fonction de la pathologie initiale (syndrome obstructif, tumeur trachéale avant laser, syndrome cave supérieur avant radiothérapie, lymphangite carcinomateuse seule ou avec radiothérapie).

La nébulisation des corticoïdes peut être efficace dans certaines de ces indications mais seulement si le soulagement se fait par action pulmonaire directe. Certains rapports tenant de l'anecdote ont été publiés sur le succès des corticoïdes inhalés chez des sujets ayant un stridor, une lymphangite et une pneumopathie radique, ainsi que dans le traitement de la toux faisant suite à l'insertion d'une prothèse endobronchique. Aucun argument scientifique ne soutient un tel usage.

Le propionate de fluticasone est un corticoïde nouveau développé pour aérosols. Son action est plus forte que celle du dipropionate de béclométasone et ses effets sur la fonction corticosurrénale sont moindres. En cas d'ingestion, le médicament est inactif puisqu'il est métabolisé presqu'à 100% au cours du premier passage hépatique. Ce produit va peut-être devenir le corticoïde de choix pour le traitement par aérosols à long terme et/ou nécessitant une dose élevée. Il est possible que les corticoïdes inhalés aient un rôle dans le traitement de certains patients sélectionnés qui ont une dyspnée et/ou une toux. Dans la mesure du possible, leur administration doit se faire par aérosol-doseur avec chambre d'inhalation. Si la nébulisation est nécessaire, on recommande l'emploi d'un embout buccal plutôt que celui d'un masque en se basant sur l'hypothèse que l'on réduit ainsi le risque de candidose oropharyngée. Il faut se rincer la bouche après inhalation de corticoïdes.

b Les diurétiques.

En cas de détresse respiratoire aiguë, avec notion auscultatoire de noyade bronchique, en association aux autres drogues, le furosémide IV (40 à 160 mg en dose unique) a son indication.

La nébulisation de furosémide, et non pas la prise orale, a montré qu'elle protégeait les asthmatiques contre la bronchoconstriction induite par effort. Celui-ci fournit un effet protecteur contre la bronchoconstriction semblable à celui provoqué par d'autres stimuli. Une étude de cas a décrit le soulagement de la dyspnée après 20 mg de furosémide en aérosol. C'est sans doute par voie nerveuse que l'effet se produit. Ce traitement doit être considéré comme expérimental puisque les données disponibles en faveur de son emploi tiennent de l'anecdote et n'ont aucun fondement scientifique. Néanmoins il semble que la nébulisation de furosémide pourrait avoir un effet thérapeutique sur la dyspnée des patients atteints d'un cancer.

c La morphine et les autres opiacés.

Par analogie avec le traitement des douleurs par les opioïdes forts, la morphine est proposée dans le traitement symptomatique de la dyspnée inconfortable et /ou sévère. Classiquement, la morphine était autrefois employée dans le traitement d'urgence des œdèmes pulmonaires aigus de par ses propriétés analeptiques cardiaques.

Dans les années 50, l'effet dépresseur respiratoire potentiel dû à l'administration des opioïdes a été reconnu, essentiellement chez les patients présentant une insuffisance respiratoire préexistante ; depuis, les médecins sont réticents devant l'utilisation des opioïdes dans le traitement de la dyspnée, même si ces malades sont en phase terminale de cancer (26).

Cependant, les résultats des études récentes suggèrent l'efficacité de la morphine dans le soulagement de la dyspnée, sans retentissement significatif sur la fonction respiratoire. Le patient se sent plus confortable, même si pour l'observateur la dyspnée semble inchangée. Si bien que pour de nombreux auteurs (MAZZOCATO, LEGRAND), la morphine administrée à des doses correctement adaptées constitue un des piliers du traitement symptomatique de la dyspnée chez le sujet porteur d'un cancer avancé.

Mode d'action de la morphine :

Le mécanisme de l'effet dépresseur respiratoire de la morphine n'est pas clair. La réduction de la sensibilité et de la réponse des centres médullaires respiratoires à l'hypoxie et à l'hypercapnie est la théorie la plus répandue.

Les opioïdes peuvent également influencer les taux et la libération de certains neurotransmetteurs tels l'acétylcholine, la 5-hydroxytryptamine, et la noradrénaline dans la moelle. Les dérivés morphiniques affectent les chémo-récepteurs artériels périphériques.

Les récepteurs opioïdes sont présents dans les poumons humain et animal. La plus haute densité de sites de liaison aux opioïdes se trouve au niveau de la paroi alvéolaire, puis dans les muscles lisses trachéaux et bronchiques. Les récepteurs sont absents des petites voies aériennes ou de la vascularisation pulmonaire des poumons de rats. Les opioïdes agissent sur les récepteurs mu et kappa des voies aériennes de cochon d'Inde en inhibant la broncho-constriction.

La morphine diminue la ventilation minute en ralentissant le rythme respiratoire et en diminuant le volume courant. La chute de la ventilation minute augmente la pression artérielle en CO2.

Les opioïdes peuvent altérer les récepteurs pulmonaires à la tension et favoriser le réflexe de Hering-Breuer (le réflexe de Hering-Breuer est le blocage de l'inspiration en cas d'hyper-inflation pulmonaire, après perception d'un signal transmis via le nerf vague aux centres respiratoires. Ce même réflexe est responsable de l'augmentation de la fréquence respiratoire lorsque le volume inspiratoire est réduit) (65). La douleur est un stimulant respiratoire et un antagoniste puissant de la dépression respiratoire induite par les opioïdes (52).

Les récentes études utilisant l'imagerie fonctionnelle cérébrale (PET-scan) aident à comprendre le mode d'action des opioïdes sur la dyspnée. On a montré que les mêmes régions cérébrales étaient activées lors d'études sur la douleur aiguë et la douleur chronique, que lors des études sur la dyspnée chez les volontaires sains. Bien que les récepteurs aux opioïdes soient présents dans tout le SNC, le soulagement de la douleur par les opioïdes dépendrait essentiellement des récepteurs opioïdes centraux plutôt que des récepteurs périphériques. On peut émettre l'hypothèse que les opioïdes exogènes réduisent la dyspnée par une action analogue au soulagement de la douleur, et agiraient probablement sur les récepteurs du gyrus cingulaire postérieur droit pour moduler la perception de la dyspnée, sans nécessairement altérer ni la commande ventilatoire, ni la réponse ventilatoire elle-même (65).

Au total, la morphine agit par :

- diminution de la sensibilité des centres respiratoires à l'hypoxie et à l'hypercapnie
- diminution de la consommation en oxygène et du travail respiratoire
- diminution de l'activité du centre de la toux
- diminution de l'anxiété et de la douleur
- amélioration de la fonction cardiaque
- action directe sur les récepteurs pulmonaires de la morphine inhalée
- sédation centrale.

La dernière revue systématique des publications concernant l'utilisation des opioïdes dans la dyspnée [Cochrane Review, publiée par JENNINGS et al, cités par DUDGEON (26)] fait état de 11 études contenant des informations sur les gaz du sang ou la saturation en oxygène après traitement par opioïdes. Seulement une étude rapporte une augmentation significative de la PaCO2, mais qui ne dépasse pas 40 mmHg [WOODCOCK et al. cités par DUDGEON (26)].

Dans les études réalisées chez les malades cancéreux, la morphine n'altérait pas la fonction respiratoire, mesurée par l'effort respiratoire, la saturation en oxygène ou par la fréquence respiratoire et la PaCO2.

On sait maintenant que la survenue d'une éventuelle hypoventilation cliniquement significative et d'une dépression respiratoire liées aux opioïdes dépend de la fréquence de modification de la dose, des antécédents d'exposition antérieure aux opioïdes, et possiblement de la voie d'administration.

L'utilisation précoce des opioïdes améliore la qualité de vie et permet l'utilisation de doses plus faibles alors qu'une tolérance aux effets dépresseurs respiratoires se développe.

TWYCROSS suggère que l'utilisation précoce de la morphine ou d'un autre opioïdes, au lieu d'accélérer le décès des patients dyspnéiques, pourrait au contraire prolonger leur survie en diminuant la détresse physique et psychologique ainsi que l'épuisement (26).

Les auteurs de la Cochrane Review [cités par DUDGEON (26)] ont identifié 18 études contrôlées, randomisées, réalisées en double-aveugle, comparant l'utilisation d'un opioïdes versus placebo dans le traitement de la dyspnée chez des patients, quelle que soit la nature de la maladie. Dans la méta-analyse réalisée par JENNINGS et al [cités par MUERS (65)] utilisant ces 18 études, les auteurs ont retrouvé un effet significativement positif des opioïdes sur la dyspnée lors de l'administration orale et parentérale.

Chez les patients porteurs de cancer, trois études (une ouverte, non contrôlée (9), et deux études croisées, contrôlées versus placebo [études de BRUERA et de MAZZOCATO, citées par DUDGEON (26)] ont retrouvé une amélioration significative de la dyspnée après administration d'un simple bolus de morphine.

L'étude réalisée à Edmonton par BRUERA (9) entre octobre 88 et avril 89, évalue les effets de l'utilisation de la morphine administrée par voie sous-cutanée chez 20 patients consécutifs en phase terminale de cancer, présentant une dyspnée due à une insuffisance respiratoire restrictive. Ces patients ont reçu une dose de 5 mg (cinq patients ne recevant pas de sédatifs auparavant) ou une dose équivalente à 2,5 fois la dose habituelle (15 patients traités auparavant pour la douleur).

La dyspnée et la douleur (15 patients) ont été mesurées avant puis toutes les 15 minutes pendant 150 minutes après l'injection, en utilisant une échelle visuelle analogique de 0 à 100. La fréquence respiratoire, l'effort respiratoire (mesuré par un score allant de 1 à 6), la saturation en oxygène et la PaCO2 ont été notés avant et 45 minutes après injection de morphine sous-cutanée.

	Avant Morphine	45 minutes Après Morphine	P
Dyspnée (0-100)	68 +/- 32	34 +/- 25	< 0,001
Fréquence respi.	32 +/- 7	31 +/- 9	NS
Score d'effort respiratoire (1-6)	3,5 +/- 1,8	3,2 +/- 1,9	NS
Sat O2	87 +/- 10	86 +/- 11	NS
Concentration expiratoire en CO2	31 +/- 12	33 +/- 9	NS
Douleur (0-100)	35 +/- 21	14 +/- 12	< 0,001

Efficacité d'une dose de morphine sous-cutanée chez 20 patients cancéreux dyspnéiques [d'après BRUERA (9)].

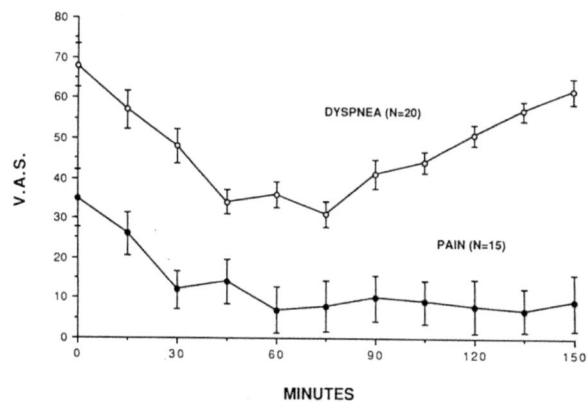

Effet comparé d'une dose-test de morphine sous-cutanée sur la douleur et la dyspnée chez les patients cancéreux (résultats exprimés en valeur moyenne EVA+/-5) [d'après BRUERA (9)].

Résultats :

- la dyspnée a été améliorée par la morphine injectée par voie sous-cutanée chez 19 patients sur 20 (95 %)
- la morphine améliore la dyspnée sans entraîner d'altération significative de la fonction respiratoire chez les patients en phase terminale de cancer
- les patients se sentaient mieux après injection de morphine sur le plan respiratoire, mais ils ne semblaient pas améliorés pour un observateur extérieur
- la durée d'action de la morphine est plus courte sur la dyspnée que sur la douleur.

Une autre étude, menée par COHEN et al (17), décrit les résultats de l'administration de morphine par perfusion continue chez huit patients atteints de cancer pulmonaire en phase terminale, présentant une dyspnée sévère (auto évaluation : cotation de 0 à 3), non soulagée par l'oxygénothérapie, les médicaments non sédatifs ou les bolus intermittents de sédatifs.

5 patients sur 8 avaient $PaO_2 < 60$ mmHg

5 patients sur 8 avaient $PaCO_2 > 40$ mmHg

3 patients sur 8 avaient pH $< 7,4$

Le protocole comportait des bolus I.V. de morphine de un ou deux milligrammes toutes les cinq à 10 minutes jusqu'à amélioration de la dyspnée, suivis d'une perfusion continue de morphine I.V. à une dose horaire égale à 50% de la dose cumulée des bolus. Il y avait la possibilité de bolus I.V. supplémentaires et d'une augmentation de la dose journalière par paliers de 25%.

La surveillance a porté sur les signes vitaux (fréquence respiratoire, fréquence cardiaque, tension artérielle, température), le degré de sédation, les gaz du sang, l'intensité de la dyspnée associée à l'anxiété.

Chez 6 patients l'amélioration de la dyspnée a été jugée bonne par auto évaluation.

Chez 1 patient amélioration moyenne.

Chez 1 patient amélioration nulle.

Il n'y a pas eu de changement de la tension artérielle systolique ni de la fréquence cardiaque, et seulement 1 patient a présenté une fréquence respiratoire inférieure à 10 par minute.

La PaO2 a eu une évaluation variable :

augmentation chez 4 patients

diminution chez 3 patients.

La PaCO2 a augmenté au-delà de 50 mmHg chez 4 patients 7.

Le pH s'est abaissé chez 6 patients sur 7.

Le huitième patient a été écarté de l'étude car il n'a eu qu'une gazométrie.

L'effet secondaire majeur était la sédation. Dans ce cas, le patient était traité par de la morphine discontinue jusqu'à amélioration de la conscience, puis reprise de la perfusion continue à une dose 50% plus basse.

La durée moyenne de l'étude a été de 30 heures (16 à 87 heures).

7 patients sur 8 sont décédés pendant le traitement. On ne sait pas si la morphine réduit la durée de la survie.

D'après cette étude :

- La morphine en perfusion continue est un traitement efficace de la dyspnée sévère. Néanmoins, il est plus difficile de contrôler la dyspnée que la douleur par l'utilisation de morphine I.V. L'index thérapeutique (bénéfice/toxicité) est beaucoup plus étroit pour la dyspnée que pour la douleur, avec risque de somnolence.
- La dose moyenne de morphine nécessaire pour contrôler la dyspnée était de 5,6 mg/H, tandis qu'elle était de 20 mg/H pour la douleur.
- Le traitement est justifié sur un plan éthique. Le soulagement de la détresse est le but primordial du traitement, et on ne dispose pas de traitement moins risqué.

Dans une étude ouverte, non contrôlée, BOYD et KELLY [cités par DUDGEON (26)] ont étudié l'efficacité d'une préparation de morphine orale à diffusion lente sur la dyspnée de 15 patients atteints de cancer. 13 patients n'ayant jamais été traités par opioïdes ont reçu 10 mg de morphine à libération prolongée deux fois par jour, et la dose des deux patients déjà traités par opioïdes a été augmentée de 30%. Des évaluations ont été faites avant le début du traitement par morphine, à 48 heures, sept jours et 10 jours de traitement. Seulement neuf patients ont pu être évalués à trois reprises. Le score moyen de la dyspnée sur l'Echelle Visuelle Analogique a diminué tout au long de l'étude, sans parvenir à être statistiquement significatif, avec un p=0.06. La fréquence respiratoire des patients n'était pas altérée de façon significative. La sédation était majorée de façon significative à 48 heures mais avait régressé en 7 à 10 jours.

ALLARD et al [cités par DUDGEON (26)] ont montré que les patients en phase terminale de cancer avaient un bénéfice presque égal avec une dose supplémentaire équivalant à 25 ou 50% leur dose habituelle, donnée toutes les quatre heures par voie orale ou sous-cutanée. Les auteurs ont trouvé que cette dose supplémentaire était plus efficace chez les patients présentant initialement une dyspnée d'intensité légère ou modérée. Cette observation avait également été faite par COHEN et al, qui suggéraient qu'une perfusion continue de morphine pourrait être plus efficace pour les patients présentant une dyspnée sévère. Des études supplémentaires sont nécessaires pour évaluer ces possibilités.

En conséquence, plusieurs équipes proposent une administration continue de morphine (par voie orale ou parentérale).

Dans la pratique courante, après plusieurs études et suivant les propositions de TWYCROSS et REGNARD, le protocole suivant est proposé :

- Chez un malade non douloureux, la posologie de morphine initiale est de 2,5 à 5 mg par voie orale toutes les quatre heures. Les doses seront adaptées par paliers successifs en fonction de la réponse, selon un schéma de progression identique à celui du traitement antalgique, mais à doses le plus souvent inférieures. La meilleure dose est celle qui améliore le mieux le patient en fonction de la qualité du soulagement appréciée par le patient lui-même.

- Lorsque le patient reçoit déjà de la morphine pour des douleurs, on peut être amené à augmenter les doses de 50% et à les adapter ensuite en fonction du résultat obtenu sur la dyspnée ou l'apparition d'effets secondaires limitants.

Lorsque la voie orale n'est plus possible, on utilise les voies parentérales :

- soit discontinue toutes les quatre heures
- soit au mieux en continu à l'aide d'un pousse-seringue électrique ou d'un infuseur, en adaptant la posologie à la valeur équi-analgésique (SC = VO/2, IV = VO/3). Il faut réévaluer régulièrement la situation, au minimum toutes les quatre heures, plus fréquemment au début de la thérapeutique.

Parfois le soulagement d'une dyspnée sévère nécessite une diminution de la vigilance. Cette situation doit être discutée avec le patient.

En cas de dyspnée terminale très sévère, résistante au traitement habituel, la voie IVD est alors indiquée : 1 à 2 mg toutes les cinq à 10 minutes en bolus jusqu'à l'obtention d'un soulagement. Le relais est ensuite pris en administration continue à dose horaire correspondant à 50% de la dose cumulée des boli. Si les doses moyennes de morphine pour contrôler la dyspnée semblent moindres que pour contrôler la douleur, la somnolence est plus fréquemment rencontrée. La somnolence des 24 premières heures ne doit pas être considérée comme un signe de toxicité invitant à réduire prématurément la posologie de morphine. Si elle persiste au-delà, une réduction de posologie de 40 à 50% est recommandée. La réduction des doses est préférable à l'utilisation de la naloxone, qui peut faire réapparaître brutalement la dyspnée. D'une manière générale, si la morphine doit être augmentée, l'augmentation se fait par paliers de 25% de la dose administrée ; en cas de diminution de posologie, une réduction de 50% est préconisée.

La détresse respiratoire asphyxique, précédant le décès de quelques minutes, impose le recours à la sédation active.

Les autres opiacés :

Dans une étude de 12 patients BPCO, WOODCOK et al ont montré que des doses modérées de dihydrocodéine (1 mg/kg) diminuaient la consommation d'oxygène au repos mais aussi la fréquence respiratoire et la consommation d'oxygène à l'exercice ; la tolérance à l'exercice de la dyspnée était améliorée d'environ 20%.

Les auteurs en concluent que la dihydrocodéine améliore le rendement métabolique à l'effort, peut-être par une diminution de contractures posturales excessives.

Les effets de la prise prolongée de dihydrocodéine à raison de 90 mg par jour, 180 mg par jour et de placebo ont été comparés pendant deux semaines chez 16 patients BPCO normocapniques. Cinq d'entre eux ont dû interrompre l'étude en raison de nausées et de vomissements. Chez les 11 autres, la ventilation par minute et la consommation d'oxygène diminuaient de 18 à 19% au repos et de 8% à l'effort après prise de dihydrocodéine.

La distance de marche n'était cependant pas modifiée, et un mieux-être objectif n'était noté qu'avec la dose de 90 mg par jour.

Les effets secondaires l'emportant dans l'étude précédente, le même groupe étudia ensuite l'effet de la dihydrocodéine à plus faibles doses, en moyenne 42 mg par jour, prise avant les efforts physiques de la vie quotidienne par 19 patients BPCO normocapniques. Après une semaine, la distance maximale parcourue sur tapis roulant augmentait de 17% alors que la dyspnée à distance équivalente diminuait de 12%, par rapport à la semaine placebo. La distance de marche journalière mesurée par pédomètre augmentait de 17% et la dyspnée globale de la journée diminuait de 18%. L'intensité des effets secondaires, c'est-à-dire somnolence, nausées, constipation, anxiété, était similaire lors de la semaine dihydrocodéine et lors de la semaine placebo. Cette étude est la plus positive, montrant que la dihydrocodéine à faibles doses atténue la dyspnée et augmente la capacité d'effort sans effets indésirables.

Dans une étude à long terme, SACKNER a donné de l'hydrocodone bitartrate (5 mg x 4/J) à 25 patients porteurs de maladies pulmonaires chroniques, pendant une période allant jusqu'à deux ans. 17 patients ont noté une amélioration subjective de la dyspnée, les autres ont interrompu le traitement par manque d'efficacité. Les effets secondaires les plus fréquents étaient la constipation et la somnolence.

L'effet de la prise orale de 10 à 20 mg d'héroïne (diamorphine) par jour pendant deux semaines a été étudié chez 18 patients emphysémateux. Tant la dyspnée que la distance de marche en six minutes n'était pas modifiée par rapport à la période placebo. Cependant ce résultat négatif est à considérer avec prudence car les taux sanguins de morphine étaient infra-thérapeutiques ou non décelables de manière inexpliquée (35).

Une nouvelle voie d'administration de la morphine est étudiée : l'administration par inhalation.

La nébulisation prend une place de plus en plus importante dans le traitement symptomatique du cancer. La théorie fondamentale de la nébulisation est simple : une substance médicamenteuse est libérée directement sur son site d'action. Les effets systémiques sont minimes puisqu'une dose moindre est nécessaire pour obtenir le même effet thérapeutique qu'avec le même médicament administré par voie orale.

Cette logique est exacte à condition que l'effet du médicament libéré se fasse par l'intermédiaire d'une action directe sur les voies aériennes ou sur le parenchyme pulmonaire.

La quantité de particules inhalées qui se déposent dans l'arbre bronchique et la façon dont elles s'y déposent, dépendent de plusieurs facteurs. La taille des particules est de première importance. On sait que pour se déposer dans les voies aériennes de petit calibre, la taille optimale des particules et de 2 à 5 µm, tandis qu'elles doivent être plus petites pour se déposer au niveau du parenchyme pulmonaire. Les particules les plus grosses restent au niveau des voies aériennes supérieures et les plus petites (<1 µm) sont expirées.

Les variations géométriques des voies aériennes influencent de manière significative l'écoulement de l'air et donc le dépôt des particules, même chez les individus sains. Chez de nombreux patients atteints d'une maladie maligne, les voies aériennes sont comprimées, intrinsèquement ou extrinsèquement, et le dépôt des particules varie nettement d'un patient à l'autre. De plus, un certain effort respiratoire est nécessaire à la libération optimale du médicament dans les poumons, ce qui est bien évidemment compromis chez les patients cachectiques et très dyspnéiques (22).

L'administration de morphine par aérosols fait l'objet de nombreuses publications ces dernières années. Le choix de cette voie d'administration repose sur l'hypothèse que la morphine atténue la dyspnée en agissant directement sur les récepteurs pulmonaires J.

Les études comparant la morphine inhalée à la voie intramusculaire ont montré une différence de 1 :6 dans les taux plasmatiques. L'inhalation de 5 mg de morphine entraîne une augmentation de 35% du temps d'exercice chez les patients porteurs de BPCO. Après avoir pris en compte la perte attendue de drogue au cours de l'expiration, la dose absorbée serait approximativement 1,7 mg. Même si l'on évite l'effet de premier passage hépatique par l'utilisation de la voie inhalée, il est remarquable qu'une si faible dose puisse avoir un effet systémique. Aussi est-il probable que les opiacés en nébulisation aient un effet pulmonaire direct.

En soins palliatifs, on retrouve un certain nombre de publications anecdotiques en faveur de la nébulisation d'opiacés (29, 30, 60, 74, 91).

M. FARNCOMBE (31) a étudié l'efficacité et la sécurité de l'utilisation des opioïdes en nébulisation chez 54 patients référés au service de soins palliatifs de l'Hôpital Civil d'Ottawa, tous en phase terminale de leur maladie, sur une période de 18 mois. La plupart des patients présentaient une dyspnée modérée à sévère au repos. Quatre patients avaient une dyspnée survenant pour des efforts minimes, tels que la participation aux soins ou le déplacement jusqu'à la salle de bains.

Les patients déjà traités pour la douleur reçurent le même médicament en nébulisation pour le traitement de la dyspnée.

Parmi les 54 patients traités (34 par morphine, 17 par hydromorphone, 2 par codéine, 1 par anileridine), 12 ne reçurent que 1 à 2 doses : 5 patients eurent un sentiment de claustrophobie lié au masque, 4 patients refusèrent de poursuivre le traitement par absence d'efficacité, 1 patient dut être traité par morphine intraveineuse, 2 autres dossiers ne fournissent pas de données sur le motif d'arrêt.

Parmi les 42 patients restants, la majorité (n = 34, soit 63% de la population initiale de l'étude ou 81% des patients ayant reçu plus de trois doses) a présenté de bons résultats, sans effets secondaires rapportés.

Les dossiers font état d'avis positifs de la part des patients, de leur famille et des soignants, mais ces données restent subjectives. Pour les huit autres patients du groupe traité, les informations contradictoires contenues dans les dossiers ne permettaient pas de conclure à l'efficacité ou non du traitement.

Dans cette étude, la nébulisation d'opioïdes a apporté un soulagement de la dyspnée chez la plupart des patients. De plus, la nébulisation s'est révélée un mode de traitement d'utilisation très facile à domicile. La dose d'opioïdes inhalée nécessaire au soulagement de la dyspnée est remarquablement faible par rapport à la dose orale. Dans près de la moitié des cas, les doses initiales ont dû être augmentées. On n'a pas déterminé pour l'instant la dose initiale optimale, ni si elle doit être majorée chez les patients recevant déjà des opiacés pour le traitement de la douleur. Il n'y a pas non plus de consensus sur le choix de la molécule à utiliser.

Aucun effet secondaire n'a été rapporté ici, mais ce traitement comporte un risque de bronchospasme, pouvant être provoqué par l'utilisation de hautes doses, ou d'une solution de dilution hypotonique ou encore par l'agent conservateur présent dans les ampoules de morphine à usage parentéral. Il peut toutefois survenir spontanément. Il convient de pratiquer un test thérapeutique avec inhalation d'une solution saline avant de débuter le traitement.

De plus, ce mode d'administration ne garantit pas de tout effet systémique, même si la biodisponibilité de la morphine inhalée est seulement de 9 à 35% (avec une moyenne de 17% dans l'étude de CHRUBASIK) et les concentrations sériques remarquablement basses par rapport aux autres voies d'administration (16).

Enfin, il faut prendre en compte, et c'est valable pour tout traitement par nébulisation, le coût du traitement (matériel et entretien), les risques d'infection nosocomiale et la capacité du patient à fournir un effort inspiratoire minime (22).

En ce qui concerne la nébulisation des opioïdes, les arguments scientifiques sont rares et insuffisants pour soutenir des décisions thérapeutiques rationnelles. Les trois études relatives à l'utilisation d'opioïdes en nébulisation inclues dans la méta-analyse de JENNINGS et al [citées par MUERS (65)] n'ont pas montré d'effet significatif. Le traitement par nébulisation pour soulager les symptômes respiratoires ne doit pas retarder les autres traitements.

Conclusion :

Les opioïdes administrés par voie orale et parentérale ont montré un effet bénéfique sur la dyspnée des patients cancéreux. Bien que ces résultats soient significatifs, les effets cliniques rapportés dans ces études restent faibles. Dans l'étude de JOHNSON et al [citée par MUERS (65)], l'amélioration était de seulement 8 mm sur une échelle visuelle analogique de 100 mm.

Aux doses étudiées, il n'a pas été observé d'effet délétère sur les gaz du sang. Cette revue n'a pas permis de commenter l'éventualité que des doses plus importantes auraient pu produire un meilleur effet, peut-être au prix d'une détérioration des gaz sanguins, comme le laisserait supposer la pratique clinique quotidienne.

De plus, une grande variabilité inter-individuelle de la réponse aux opioïdes est très probable.

d L'oxygénothérapie.

L'utilité de l'oxygène dans le soulagement des dyspnées en soins palliatifs est contestée par la plupart des auteurs. L'absence d'effets clairs de l'oxygénothérapie dans le soulagement de la dyspnée des insuffisants cardiaques et respiratoires chroniques renforce cette idée.

TWYCROSS (92) ne l'utilise que rarement car l'oxygénothérapie telle qu'elle est pratiquée en continu à domicile entraîne une « grave dépendance » du patient, avec crainte de la bouteille vide et de la proximité de la mort. Cette opinion est partagée par HEYSE-MOORE (42), qui admet cependant que l'oxygène améliore la dyspnée physiologiquement par amélioration de la PaO_2 en réduisant le travail respiratoire ou psychologiquement, mais que ce n'est habituellement pas le traitement de première intention.

L'utilisation de l'oxygène pour soulager la dyspnée reste controversée car de larges variations de PaO_2 sont nécessaires pour stimuler une réponse ventilatoire à l'hypoxie. C'est pour cette raison que l'hypoxie est discutée comme cause réelle de dyspnée et d'augmentation de la fréquence respiratoire chez les patients dyspnéiques. Cependant des travaux récents ont montré que l'hypoxie sévère entraîne une dyspnée et une augmentation de la réponse ventilatoire. Deux articles prospectifs ont été publiés étudiant le rôle possible de l'oxygène en soins palliatifs.

BRUERA et al (10) ont réalisé une étude prospective en double aveugle, de façon randomisée et en croisant les traitements (oxygène/air) pour évaluer les effets de l'apport d'oxygène sur l'intensité de la dyspnée chez 14 patients hypoxémiques en phase terminale de cancer, présentant une dyspnée de repos. Ces patients bénéficiaient déjà au préalable d'une oxygénothérapie, aucun patient n'avait d'antécédents d'insuffisance cardiaque ou respiratoire chroniques. Les patients ont reçu soit de l'oxygène soit de l'air à un débit de 5 l par minute, au masque. Après cinq minutes de saturation en oxygène stable, les malades recevaient l'autre traitement. Les traitements ont été échangés à deux reprises. La dyspnée était mesurée avec une échelle visuelle analogique de zéro à 100. La différence moyenne était de 20,5 sur l'EVA de la dyspnée entre l'air et l'oxygène (intervalle de confiance 95%, 13,5 à 27,6). 12 patients ont préféré l'oxygène à l'air ; les observateurs ont également choisi l'oxygène pour les 12 mêmes malades. Dans un questionnaire d'évaluation globale, les patients ne montraient que peu ou pas de bénéfice sous air, et une amélioration moyenne à importante sous oxygène. La saturation en oxygène, la fréquence respiratoire, l'effort respiratoire et l'EVA étaient significativement meilleurs sous oxygène. Ces résultats suggèrent que les malades présentant une dyspnée de repos avec hypoxémie sont significativement améliorés par l'administration d'oxygène. D'autres recherches sont nécessaires pour déterminer les patients qui bénéficieraient le plus de l'oxygène, ainsi que le niveau idéal de SatO2 et le mode d'administration de l'oxygène (continu ou à la demande).

NELSON et WALSH (69) admettent également qu'un faible débit d'oxygène humidifié améliore la dyspnée des patients dont la saturation en oxygène est anormale. La mesure intermittente de la saturation cutanée en oxygène, par pléthysmométrie est une méthode fiable, non invasive et peu coûteuse pour suivre la SaO2. Pour MAZZOCATO (61, 62), l'oxygène est surtout indiqué dans les dyspnées aiguës sous forme de test thérapeutique ; il n'est poursuivi au long cours qu'en cas d'amélioration clinique nette.

Une autre étude prospective a été réalisée par BOOTH et al (7), de façon randomisée et en croisant les traitements, en simple aveugle. Le critère d'inclusion principal était la présence d'une dyspnée de repos, seuls six patients sur 38 avaient une hypoxie, aucun patient n'a bénéficié d'une oxygénothérapie préalable, 13 patients avaient des antécédents d'insuffisance respiratoire chronique. L'air ou l'oxygène étaient administrés à un débit de 4 l par minute par une sonde nasale. Dans cette étude, l'oxygène augmente significativement la SatO2. L'air et l'oxygène améliorent significativement l'essoufflement des patients par rapport à l'état basal. L'amélioration apportée par l'oxygène est toujours supérieure à celle apportée par l'air, mais cette différence ne parvient pas à être significative. Cependant, il semble exister un effet rémanent de l'oxygène puisque l'air administré après l'oxygène a une efficacité supérieure à l'air administré avant l'oxygène.

L'oxygène soulage la dyspnée des patients en soins palliatifs. Cet apport de l'oxygène est globalement modéré puisque l'administration par une sonde réduit la différence entre l'oxygène et l'air, probablement par stimulation non spécifique des récepteurs oropharyngés. Les patients rapportent souvent une diminution de la dyspnée lorsqu'ils sont assis à côté d'un ventilateur ou d'une fenêtre ouverte. SCHWARTZSEIN et al [cités par TOBIN (90)] ont étudié ce phénomène chez des volontaires sains et ont montré qu'un courant d'air frais dirigé sur le visage entraînait une diminution de la dyspnée induite par des charges résistives ou par l'hypercapnie, sans réduction significative de la ventilation totale.

L'oxygène est administré soit à l'aide d'un masque facial, d'une sonde ou de lunettes nasales. Pour NELSON et WALSH (69), la sonde nasale est préférable au masque qui entrave la communication, peut entraîner une sécheresse buccale liée au passage de l'air et à l'impossibilité de boire librement et augmente la sensation subjective de suffocation. La canule nasale évite ces problèmes. La muqueuse nasale doit être protégée avec une crème pour éviter la sécheresse et l'irritation physique. L'humidification de l'oxygène n'est habituellement pas nécessaire à moins qu'il soit appliqué directement au niveau d'une trachéostomie. L'oxygène peut provenir de bouteille contenant le gaz sous forme liquide ou d'un extracteur qui grâce à une pompe extrait oxygène de l'air ambiant. À domicile un extracteur est le système le plus commode par son faible encombrement, sa mobilité et son caractère non inflammable. Cependant il est bruyant et ne permet de délivrer que de faibles débits. En cas de besoins plus élevés, il faut recourir aux bouteilles (62).

Au total, on ne doit pas proposer l'oxygène comme une panacée chez tous les patients cancéreux dyspnéiques. Il agit souvent par effet placebo et entraîne une dépendance élevée. Si l'on envisage d'une oxygénothérapie, le degré d'hypoxie peut être rapidement mesuré de façon non invasive par oxymétrie de pouls (21), en se méfiant toutefois d'une saturation faussement élevée chez les malades anémiés. Toutefois, les recommandations du Royal College of Physicians [citées par BOOTH (7)] ne spécifient pas l'hypoxémie, car tous les patients dyspnéiques ne sont pas hypoxémiques, et tous les malades hypoxémiques ne retirent pas un bénéfice d'une oxygénothérapie. L'oxygène doit être prescrit chaque fois que le patient en fait la demande car il sécurise le patient et il est difficile de le convaincre qu'il ne sert à rien, tant qu'il n'en a pas fait lui-même la preuve. Le choix du masque ou de la sonde revient au malade, puisqu'il s'agit avant tout d'une question de confort (69).

AHMEDZAI (1) recommande l'administration d'un mélange de 78% d'hélium et 21% d'oxygène en cas d'obstruction trachéale.

e Les anesthésiques locaux.

Les récepteurs J juxtacapillaires pulmonaires interviendraient dans la genèse de la dyspnée par l'intermédiaire des fibres C non myélinisées du vague (35). La nébulisation d'anesthésiques locaux a d'abord été utilisée dans l'espoir que l'anesthésie de ces récepteurs pulmonaires pouvait entraîner un soulagement de la dyspnée (21).

Les études utilisant des radio-isotopes marqués d'anesthésiques locaux ont montré que la taille des particules devait être inférieure à 0,2 nm pour atteindre les alvéoles et les récepteurs J. Un nébulisateur électronique est nécessaire pour produire des particules aussi fines. Les particules de 0,2 à 0,5 nm produites par les nébulisateurs standards se déposent dans les voies aériennes supérieures et bloquent de façon efficace les récepteurs à adaptation rapide trachéobronchiques. C'est probablement ce mécanisme d'action des anesthésiques locaux en nébulisation qui intervient pour soulager la toux (21).

Les recherches sur l'efficacité de ces techniques dans le soulagement de la dyspnée ont produit des données contradictoires. Alors qu'une première publication donnait des résultats prometteurs, ceux-ci n'ont pas été retrouvés par les travaux ultérieurs (21).

L'inhalation d'un aérosol de bupivacaïne par 8 volontaires sains n'entraîna aucune modification de la ventilation, de la consommation en oxygène ni de la dyspnée lors d'un test d'effort progressif (35).

L'administration d'un aérosol de lidocaïne fut aussi tentée chez six patients dyspnéiques, dont quatre atteints de BPCO, un de fibrose pulmonaire, et un de cancer pulmonaire. Par rapport au placebo, le VEMS chutait dans tous les cas de 7 à 31% et la dyspnée était aggravée chez 5 des 6 malades. La distance de marche en 6 minutes n'était pas influencée par l'aérosol de lidocaïne (35).

Dans la seule étude ayant porté sur des patients dont la dyspnée était liée à une affection maligne, WILCOK a observé que l'effet sur la détresse respiratoire était plus grand avec la nébulisation de sérum physiologique qu'avec celle de 100 et 200 mg de lidocaïne (22).

Dans une étude de HOWARD et al, un effet positif a été obtenu sur la toux sans amélioration de la dyspnée (22).

Cette méthode a toutefois été décrite de façon anecdotique comme bénéfique chez des patients et est utilisée par certains auteurs.

On peut utiliser la lidocaïne à 2% ou la bupivacaïne à 0,25 et 0,5%, cette dernière étant plus susceptible d'entraîner un bronchospasme qui peut être de survenue tardive. HEYSE-MOORE (42) utilise la bupivacaïne à raison de 5 ml inhalés toutes les quatre heures. COWCHER et HANKS (21) lui préfèrent la lidocaïne à 2% (5 ml/4H) moins bronchoconstrictive. Pour TWYCROSS (92), cette thérapeutique n'est pas convaincante et les bénéfices obtenus sont faibles par rapport aux effets secondaires : mauvais goût des anesthésiques locaux, anesthésie de la muqueuse buccale avec engourdissement pharyngé, risque de fausses routes interdisant la prise de boissons dans l'heure suivant l'inhalation, abolition du réflexe de toux aggravant le risque d'inhalation, parésie vocale. Pour FITTING (35), les anesthésiques locaux inhalés, tant en pathologie pulmonaire cancéreuse que non cancéreuse, n'ont pas leur place le traitement palliatif de la dyspnée. Cependant les patients atteints d'une lymphangite carcinomateuse peuvent être améliorés et cette technique ne doit pas être définitivement condamnée, mais étudiée de manière plus précise.

f Les bronchodilatateurs.

On distingue trois catégories principales (1) :
- les stimulants béta-adrénergiques (salbutamol, terbutaline, …)
- les anticholinergiques (ipratropium)
- les méthylxanthines (cf infra).

Les béta-stimulants et les anticholinergiques sont souvent administrés par nébulisation chez les malades atteints d'une pathologie maligne dans le traitement de la dyspnée, de la respiration sifflante et de la toux. Aucun de ces médicaments ne peut améliorer une respiration sifflante fixée. Ils sont parfois utilisés pour améliorer l'expectoration chez les patients ayant une toux productive. L'expérience montre que l'administration de sérum physiologique et de terbutaline par nébulisation peut améliorer l'élimination des mucosités qui encombrent les voies aériennes des patients atteints de bronchectasie. Lorsqu'on choisit cette approche, un essai thérapeutique par nébulisation de sérum physiologique doit précéder l'administration d'un bronchodilatateur. Chez certains patients, il est parfois plus approprié de réduire les sécrétions par l'administration transdermique ou sous-cutanée de bromure d'hyoscine ou l'administration sous-cutanée de glycopyrollate.

Il faut connaître les patients porteurs d'une BPCO lorsqu'ils ont une dyspnée liée à un cancer, surtout si c'est un carcinome pulmonaire. Un autre groupe de patients qui présentent des antécédents tabagiques, anciens fumeurs ou fumeurs actuels, peut présenter un certain degré d'obstruction des voies aériennes ignorée auparavant. Dans ces deux groupes de patients, l'optimisation du traitement de l'obstruction des voies aériennes peut soulager les symptômes respiratoires. Une étude portant sur 40 patients porteurs d'un carcinome pulmonaire récemment diagnostiqué, a révélé que 40% d'entre eux présentaient des signes objectifs d'obstruction bronchique, ce qui correspondait aux scores de la dyspnée mesurée parmi les patients. Parmi les 12 patients présentant une dyspnée importante et des signes d'obstruction des voies aériennes, 11 ont reçu un traitement bronchodilatateur à l'essai. Un effet favorable subjectif a été rapporté par 8 patients, mais une augmentation significative du débit expiratoire de pointe ou du VEMS n'a été observée que chez cinq de ces patients. Nous disposons donc de quelques arguments en faveur de la légitimité, dans ce groupe de patients, d'un essai thérapeutique par aérosols de bronchodilatateurs (22, 62).

Le traitement initial des patients qui se présentent avec une aggravation sévère d'une BPCO, consiste souvent en des bronchodilatateurs en aérosol. Le relais est ensuite pris par des inhalations buccales par aérosols-doseurs avant la sortie du patient. Certains ont suggéré qu'un traitement par aérosols-doseurs et chambre d'inhalation dès le début était aussi efficace. Il est très probable que le facteur déterminant soit la dose de substances médicamenteuses administrées plutôt que la méthode par laquelle celle-ci est administrée.

Les bronchodilatateurs inhalés doivent être administrés par aérosols-doseurs avec ou sans chambre à chaque fois que cela est possible. La nébulisation doit être réservée aux patients qui nécessitent des doses élevées de bronchodilatateurs et à ceux dont la capacité respiratoire est faible ou dont la technique d'inhalation est mauvaise. Dans ces cas, la nébulisation doit se faire avec des doses aussi minimes que possible (par exemple 2,5 mg de salbutamol). Les béta-2- stimulants ont un effet cardiaque intrinsèque et leur prescription doit rester prudente chez les patients atteints d'une cardiopathie ischémique et chez les personnes âgées. L'hypokaliémie est une complication bien connue du traitement.

L'ipratropium peut provoquer une dilatation pupillaire prolongée et des troubles de l'accommodation, et son contact direct avec l'oeil peut entraîner un glaucome aigu immédiat. Il faut éviter les anticholinergiques ou les utiliser aux doses minimales chez les patients atteints de prostatisme compte tenu du risque de rétention urinaire aiguë.

g Sérum physiologique et mucolytiques.

Les aérosols à vapeur ont été utilisés depuis de nombreuses années pour libérer les voies aériennes grâces à leur action fluidifiante sur les sécrétions. Toutefois, l'eau en aérosol peut avoir une action irritante au niveau des bronches. La nébulisation de sérum physiologique peut avoir une action hydratante et fluidifiante sur les mucosités et améliorer ainsi l'expectoration. De plus, le sérum physiologique peut avoir un effet direct sur la dyspnée. Une étude comparant la nébulisation de sérum physiologique et celle de lidocaïne, a montré que le premier réduisait nettement la détresse respiratoire.

L'acétylcystéine, agent mucolytique, peut fluidifier les sécrétions visqueuses chez les patients atteints de diverses affections pulmonaires chroniques non cancéreuses. Les études ont montré une augmentation du volume de l'expectoration et une diminution de la viscosité de celle-ci, à la suite de la nébulisation. Ces effets peuvent être contre-productifs chez les patients dont la réserve respiratoire est limitée, puisqu'ils peuvent conduire à des sécrétions liquides excessives que le patient n'est pas capable d'expectorer. Il est souvent plus approprié dans cette population de patients de tenter d'assécher les sécrétions (22). Le traitement mucolytique peut se compliquer de nausées et de vomissements.

h Les sédatifs non opiacés.

L'utilisation des **benzodiazépines** dans le traitement symptomatique de la dyspnée est controversée. En général, les études concernent une population de patients bronchitiques chroniques et leurs résultats sont contradictoires. Le diazépam est la molécule la plus étudiée. Les premiers résultats ont paru encourageants mais les études ultérieures ont été décevantes. En soins palliatifs, l'effet sur l'anxiété ou l'angoisse reste probablement analysé en premier plan. De plus, la plupart des patients reçoivent une association benzodiazépine et opiacé. Il est donc très difficile de déterminer ce qui revient à chaque molécule (21, 25).

La commande respiratoire de repos est généralement augmentée chez les patients BPCO. Puisqu'une augmentation de la commande peut contribuer au développement d'une dyspnée, on a pensé qu'une réduction de cette commande pouvait améliorer la détresse respiratoire. Idéalement, il faudrait pouvoir abaisser l'intensité de la sensation respiratoire sans diminuer la ventilation alvéolaire (90).

Dans une étude croisée réalisée en simple aveugle, MITCHELL et HEGGS [cités par TOBIN (90)] ont examiné l'effet du diazépam (25 mg par jour) chez les patients porteurs de BPCO. Une réduction frappante de la dyspnée et une amélioration de la tolérance à l'exercice ont été observées ; mais ces résultats étaient basés sur l'observation des patients plus que sur des tests rigoureux.

Une évaluation plus systématisée de l'utilisation du diazépam (25 mg par jour pendant 15 jours) a été réalisé par WOODCOK et al chez des patients emphysémateux lors d'une étude contrôlée. 18 patients furent intégrés dans l'étude, mais trois n'ont pu la terminer en raison d'effets secondaires intolérables ou de décès. Le diazépam n'a montré aucun effet positif sur la dyspnée, majorait les perturbations des gaz sanguins et entraînait une diminution de la tolérance à l'exercice, mais peut-être la dose étudiée était elle excessive. Dans les études suivantes réalisées au cours d'un effort, STARK et al ont montré que le diazépam améliorait les performances des sujets sains, MAN et al ne notaient pas de bénéfice de l'alprazolam chez les patients BPCO (90).

Le diazépam peut avoir un effet dépresseur respiratoire encore plus marqué que de nombreux opioïdes (diminution de 50% de la réponse ventilatoire après 14 mg de diazépam IM - versus diminution de 30 à 40% après 7,5 à 10 mg de morphine IM). Jusqu'à l'introduction d'un antagoniste spécifique des benzodiazépines, le flumazenil, on comprend les réticences quant à l'utilisation de cette molécule chez les patients insuffisants respiratoires. De nombreuses autres benzodiazépines sont maintenant disponibles, et peuvent avoir des avantages supérieurs au diazépam en terme de durée d'action et d'effets secondaires (1).

Le lorazépam est une drogue d'action rapide que de nombreux malades préfèrent au diazépam. Ce produit est très largement utilisé au Canada où il existe sous forme orale et injectable.

Le midazolam est une benzodiazépine hydrosoluble, de courte durée d'action, appartenant à la classe des dérivés des imidazobenzodiazépines. C'est un sédatif anxiolytique avec des propriétés amnésiantes et anti-convulsivantes. Sa demie-vie d'élimination plasmatique est de 1,5 à 3,5 heures, sans métabolite actif d'action prolongée. Donné par voie IV continue, cette demie-vie augmente et varie entre 4 et 12 heures. L'administration sous-cutanée, de plus en plus répandue en soins palliatifs, est très bien tolérée, et il peut être administré dans la même seringue que les autres médicaments le plus fréquemment prescrits en soins palliatifs sans précipiter (55).

Il existe une grande variabilité de réponse au midazolam, qui va de 5 à 150 mg par jour. La posologie initiale est de 10 à 30 mg par jour. Il est nécessaire de réaliser une titration individuelle et d'adapter la posologie en fonction de l'effet désiré et de la tolérance pharmacologique développée. On peut répartir des posologies variables sur le nycthémère pour privilégier une bonne vigilance diurne. Un inconvénient du midazolam est la survenue d'un phénomène de tachyphylaxie qui peut amener à une augmentation progressive des doses jusqu'à 150 à 200 mg par jour, avec néanmoins conservation de la vigilance aux sollicitations. En cas d'effets secondaires majeurs à type de dépression respiratoire, il est possible de recourir au flumazénil.

AHMEDZAI et DAVIS [cités par MAZZOCATO (62)] suggèrent l'utilisation de benzodiazépines à courte durée d'action, telles que le lorazépam ou le midazolam, dans le traitement de la dyspnée aiguë, en particulier dans les attaques de panique.

Au total, l'utilisation de benzodiazépines (diazépam per os et midazolam SC ou IV) semble très étendue en pratique clinique, alors que peu d'études ont réellement mesuré leur efficacité sur la dyspnée elle-même (78). Aucune étude n'a été pratiquée chez les patients atteints de cancer. Bien qu'il soit possible que les benzodiazépines agissent sur la dyspnée par leur action anxiolytique, il est aussi possible que cette classe médicamenteuse influence la dyspnée par un effet direct sur la respiration ou en entraînant la relaxation des muscles respiratoires (24).

Le diazépam per os est le plus souvent utilisé à des doses initiales de 2,5 à 5 mg toutes les huit heures et peut être augmenté progressivement à 5 à 10 mg toutes les huit heures. La prescription sera débutée à des doses moindres chez les patients âgés. Le lorazépam est une alternative possible.

Si la voie orale n'est plus possible, outre le diazépam par voie intramusculaire ou rectale, on peut prescrire du midazolam par voie sous-cutanée en utilisant des bolus (initialement 2,5-5 mg) ou en perfusion continue (initialement 10 mg /24 H) .

Il est important de souligner l'utilisation trop répandue du midazolam, vu la facilité d'emploi, au point de l'utiliser dans l'intention d'un cocktail lytique habilement déguisé (78).

Des recherches sont nécessaires quant à l'utilisation des benzodiazépines dans la dyspnée chez les patients cancéreux.

Les phénothiazines nécessiteraient également une étude plus approfondie. Dans une étude contrôlée réalisée par WOODCOCK et al [cités par MAZZOCATO (62)], une diminution de la dyspnée chez 18 patients BPCO normocapniques est observée suite à la prise quotidienne de 125 mg de prométhazine (Phénergan*) pendant 10 jours. Plusieurs patients se plaignirent toutefois d'une somnolence gênante, et l'un d'entre eux dut réduire la dose prescrite (62).

Une somnolence importante fut aussi observée lors de l'administration de 100 mg par jour de prométhazine pendant un mois à un autre groupe de patients BPCO. Une tendance à l'amélioration de la dyspnée et de la distance de marche en 12 minutes était notée chez les sept patients terminant l'étude. L'absence de changement significatif pouvait être liée au faible nombre des malades (35).

O'NEILL et al [cités par VENTAFFRIDA (25)] rapportent que la chlorpromazine (Largactil*), administrée à une dose unique de 25 mg, diminue la sensation de « besoin d'air » chez 19,3% des volontaires sains au cours d'un exercice intense (62).

McIVER et al (54) ont réalisé une étude chez 20 patients consécutifs en phase terminale de cancer référés à un service de soins palliatifs de Cleveland. 10 patients étaient hospitalisés et ont reçu de la chlorpromazine par voie intraveineuse, les 10 autres patients étaient traités par voie rectale à domicile. Les indications de la chlorpromazine étaient pour 10 patients la dyspnée, pour les 10 autres patients une agitation terminale. 18 patients ont été complètement soulagés de leurs symptômes par la chlorpromazine avant le décès, 2 patients ont été partiellement soulagés (l'un était traité par voie IV, l'autre par voie rectale). La dose moyenne utilisée par voie rectale était de 25 mg toutes les 8 à 12 heures. La dose moyenne utilisée par voie IV était de 12,5 mg toutes les 4 heures. Les auteurs concluent que la chlorpromazine est efficace, non toxique, utilisée à des doses modérées chez la plupart des patients. La dose utilisée pour le traitement de la dyspnée et de l'agitation terminale est environ la moitié de celle recommandée pour les nausées et vomissements. La chlorpromazine est facile à utiliser à domicile par voie rectale.

VENTAFRIDDA (25) rapporte un effet bénéfique de 25 mg de chlorpromazine associée à 10 mg de morphine sur la dyspnée des patients cancéreux. L'utilisation de cette classe de médicaments est cependant limitée par leurs effets secondaires, en particulier l'hypotension, la sédation et les troubles extrapyramidaux. La lévopromazine (Nozinan*) peut toutefois être utile en cas d'angoisse psychotique. On débute par de petites doses de 2 mg toutes huit heures.

Les **butyrophénones** sont un autre groupe de psychotropes largement utilisés en soins palliatifs. L'halopéridol est peut-être le plus prescrit pour ses propriétés antiémétiques.

La **buspirone** (Buspar*), qui est un inhibiteur sélectif des récepteurs sérotoninergiques IA, mérite être davantage investiguée. Dans une étude randomisée, croisée, comparant en double aveugle l'efficacité de 20 mg par jour de buspirone pendant 14 jours à celle d'un placebo chez 16 patients BPCO, les auteurs rapportent une diminution de la dyspnée est une augmentation de la capacité d'effort, sans modification des gaz sanguins (62).

i *Les progestatifs.*

On a observé depuis longtemps que les caractéristiques de la respiration varient chez la femme pendant le cycle menstruel, ce que l'on attribue à la production endogène de progestérone (1). On a montré que les progestatifs de synthèse stimulaient la ventilation, probablement en augmentant la sensibilité des centres respiratoires au CO_2, bien qu'ils puissent également avoir une action au niveau des chémorécepteurs périphériques. Une étude menée chez des patients BPCO hypercapniques rapporte une amélioration des gaz du sang mais aucun bénéfice sur la sensation de dyspnée ni la tolérance à l'effort, suite à la prise de 40 mg d'acétate de médroxyprogestérone pendant un mois. L'éventuelle utilité de cette classe de médicaments n'a pas été encore évaluée dans d'autres catégories de patient dyspnéïques. À noter parmi leurs effets secondaires, lors d'utilisation à hautes doses, une rétention hydrique et un risque accru d'accidents thrombo-emboliques (62).

j Les inhibiteurs des cyclo-oxygénases.

Les prostaglandines sont produites en plus grande quantité lors de l'exercice physique intense et sont connues pour stimuler les fibres vagales C non myélinisées du poumon. L'hypothèse a donc été émise d'un rôle possible des prostaglandines dans la genèse de la dyspnée, et plusieurs groupes ont étudié l'effet d'une inhibition de la cyclo-oxygénase sur cette sensation (25, 35).

L'étude de O'NEILL et al [citée par VENTAFFRIDA (25)] a montré que la perception de la dyspnée dans un groupe de volontaires sains soumis à un effort intense diminuait après administration orale d'une dose d'indométacine de 50 mg. Cette molécule inhibe la cyclo-oxygénase et donc réduit la synthèse des prostaglandines. Ces résultats n'ont pas été confirmés lors d'essais cliniques chez des patients atteints de fibrose pulmonaire ou de BPCO.

L'administration de 50 mg d'indométacine à huit patients souffrant de fibrose pulmonaire ne modifiait pas la dyspnée, la ventilation ni la consommation d'oxygène lors d'un test d'effort progressif sur cycloergomètre. De même, la prise de 50 mg par jour d'indométacine pendant une semaine n'influençait pas la dyspnée engendrée par les activités de la vie quotidienne (35).

L'administration de 50 mg d'indométacine à 11 patients BPCO ne modifiait pas non plus la puissance maximale, ni la dyspnée d'effort sous maximal ou maximal, lors d'un test d'effort progressif sur cycloergomètre.

k Les méthylxanthines (1, 25,62).

Les méthylxanthines, dont la théophylline et l'aminophylline sont les plus utilisées, ont un rôle thérapeutique bien connu dans les obstructions bronchiques réversibles. Cependant les méthylxanthines sont plus que des bronchodilatateurs.

Comme les béta-adrénergiques, elles peuvent stimuler le coeur, ce qui peut amener à des arythmies délétères, mais peut rendre leur utilisation bénéfique dans l'insuffisance cardiaque (1). Elles sembleraient également atténuer la dyspnée chez les patients présentant une obstruction bronchique non réversible, possiblement par leur action stimulante sur les centres respiratoires centraux et/ou en augmentant la contractilité du diaphragme. Aucune étude n'a toutefois évalué leur possible indication chez les patients cancéreux (62). D'autre part on ne sait pas si ces effets bénéfiques potentiels peuvent être obtenus aux doses orales conventionnelles.

l La nabilone.

D'autres substances stimulent la ventilation, parmi lesquelles le cannabis inhalé et un dérivé synthétique de ce dernier, la nabilone. Celle-ci a été utilisée en premier lieu comme antiémétique à une dose usuelle de 2 mg x 2/J, mais ses effets centraux (sédation, dysphorie, hypotension) limitent son utilisation dans cette indication. Sur le plan respiratoire, la nabilone induit une bronchodilatation et une augmentation de la sensibilité des centres respiratoires au CO_2 (62).

AHMEDZAI (1) suggère son utilisation dans le contrôle d'une dyspnée terminale, permanente, à forte composante anxieuse, chez les patients BPCO hypercapniques, chez qui l'utilisation de sédatifs plus conventionnels est contre-indiquée (en raison du risque d'insuffisance respiratoire). Les doses utilisées varient entre 0,1 mg x 2/J et 0,25 mg x 4/J. Au-delà de celles-ci, les effets secondaires centraux sont généralement mal tolérés. En raison d'une hypotension significative et de la tachycardie réflexe qu'elle entraîne, la nabilone ne doit pas être prescrite en cas de fibrillation auriculaire ou d'insuffisance cardiaque.

m Les anticholinergiques.

65 % des malades de Soins Palliatifs reçoivent de la Scopolamine* à un moment de leur hospitalisation pour limiter l'hypersécrétion bronchique, en particulier dans les stades pré-agoniques (63).

Les anticholinergiques diminuent la production des sécrétions bronchiques et relâchent la musculature lisse (61). Ces molécules sont efficaces pour l'assèchement des sécrétions bronchiques. Leur utilisation est indiquée chez des patients en phase terminale ou en mauvais état général avec des troubles de la conscience et une impossibilité à expectorer. Pour d'autres patients, assécher les sécrétions peut majorer la gêne à expectorer et augmenter le risque de surinfection (78).

Les sécrétions des voies aériennes ont deux origines : les glandes salivaires et la muqueuse bronchique, contenant chacune des récepteurs muscariniques. Le liquide bronchique peut aussi provenir de l'œdème pulmonaire et de l'inhalation de nourriture ou de liquide. Il existe cinq types de récepteurs muscariniques, et seulement deux sont impliqués dans les sécrétions des voies aériennes : les récepteurs M2, retrouvés dans le tissu cardiaque et les muscles lisses des voies aériennes, et les récepteurs M3 présents dans le tissu glandulaire des glandes salivaires et de la muqueuse bronchique.

Les récepteurs M2 des muscles lisses des voies aériennes agissent en régulant la réponse des récepteurs M3. Un dysfonctionnement des récepteurs M2 (dû à une infection par exemple) peut entraîner une hyperactivité des récepteurs M3, entraînant une hypersécrétion et une bronchoconstriction.

Les récepteurs M3 sont très sensibles à la stimulation cholinergique, contrairement aux récepteurs M2. Les glandes salivaires sont innervées par les nerfs cholinergiques, contiennent des récepteurs M3 et sont très sensibles aux changements du tonus vagal et à l'inhibition. La trachée et les glandes bronchiques principales ont une densité élevée en récepteurs M2 et M3 ; cette densité est beaucoup plus faible dans les petites voies aériennes, contrairement à la distribution des récepteurs bêta-2-adrénergiques.

L'activité tonique vagale régule les sécrétions basales des bronches, qui sont de nature à la fois séreuse et muqueuse. La stimulation du nerf vague entraîne une augmentation du volume de ces sécrétions sans changement de la viscosité. Néanmoins, lors d'une étude chez l'animal, l'inhibition vagale réduisait seulement la sécrétion bronchique basale de 39%, suggérant que d'autres mécanismes importants interviennent dans cette régulation.

Ces autres influences incluent les récepteurs alpha et bêta adrénergiques, les récepteurs à la toux et les changements inflammatoires. Les drogues muscariniques ont donc un effet plus important sur l'inhibition des sécrétions bronchiques en réponse à la stimulation vagale qu'en influençant le taux sécrétoire de base.

Les tumeurs cérébrales et pulmonaires (primitive ou métastatique) semblent prédisposer aux râles agoniques. Dans l'étude de MORITA et al, la persistance ou le caractère réfractaire des râles agoniques était associé à des pathologies pulmonaires incluant infection et œdème, mais pas dans une autre étude plus petite.

De faibles doses d'anti-muscariniques inhibent la sécrétion salivaire. Des mécanismes non muscariniques sont important dans la régulation des sécrétions bronchiques basales, aussi les effets cliniques des médicaments anti-muscariniques seront donc moindres par rapport à leurs effets sur les sécrétions salivaires. Les sécrétions bronchiques survenant en réponse à une stimulation vagale seront inhibées seulement par de fortes doses de médicaments anti-muscariniques (6).

En général, la voie intraveineuse donne des résultats plus rapides mais a une durée d'action plus courte que la voie intramusculaire sur l'inhibition des sécrétions salivaires. Chez des sujets sains, l'hyoscine hydrobromide et l'hyoscine butylbromide ont toutes les deux un délai d'action bref (environ 20 minutes après injection intramusculaire), mais un effet de courte durée (moins d'une heure pour la butylbromide, 2 à 3 H pour l'hydrobromide).

À l'inverse, le pic d'efficacité du glycopyrronium par voie intramusculaire ou sous-cutanée s'observe en une à deux heures, est dose-dépendant, et on observe encore 50% de réduction des sécrétions salivaires six heures après injection. De hautes doses de glycopyrronium intramusculaire sont nécessaires pour produire des effets similaires à 30 minutes à des doses plus faibles données par voie intraveineuse.

Cliniquement, environ trois-quarts des patients présentant des râles agoniques reçoivent des médicaments anti-muscariniques et on observe une amélioration dans 80% des cas. Environ 20% des patients présentant ce symptôme ne tirent aucun bénéfice de ces drogues, ce qui peut être dû à des sécrétions bronchiques formées en réponse à une infection ou un œdème pulmonaire. On observe de meilleures réponses chez les patients pour lesquels les médicaments anti-muscariniques sont combinés à des interventions telles qu'une aspiration ou un changement de position (passage en position latérale ou redressement du malade).

Le glycopyrronium a peu d'effets sur la fréquence cardiaque et l'accommodation à faibles doses (200 microgrammes), mais de fortes doses (400 microgrammes) entraînent une bradycardie six heures après l'injection (diminution de 20% de la fréquence cardiaque).

L'hyoscine butylbromide entraîne une tachycardie dose-dépendante (augmentation de 20% de la fréquence cardiaque à 20 mg, augmentation de 50% à 56 mg) tandis que des doses de 200 microgrammes d'hyoscine hydrobromide causent une bradycardie.

L'hyoscine hydrobromide et l'atropine traversent la barrière hémato-encéphalique et peuvent entraîner une confusion. Tous les agents anti-muscariniques entraînent une sécheresse buccale et peuvent favoriser la rétention urinaire (6, 78).

n Les antibiotiques.

Devant une surinfection broncho-pulmonaire, même en phase terminale, une antibiothérapie doit toujours être discutée pour ne pas être confronté à une suppuration asphyxiante. La préférence va à une bithérapie, au mieux par voie IV (C3G, aminosides, quinolones), à défaut par voie orale (amoxicilline et acide clavulanique).

o Les anticoagulants.

Les anticoagulants sont indiqués lorsqu'on soupçonne une embolie pulmonaire. Dans l'étude de MARIN (58), toutes les embolies pulmonaires (à l'exception de deux mortelles d'emblée) ont entraîné une symptomatologie prolongée sur plusieurs jours, facteur d'une dyspnée intense et particulièrement pénible. L'utilisation des anticoagulants peut éviter ce symptôme par la prévention des pluies d'embols.

3. Autres moyens thérapeutiques.

a Les transfusions.

Le rôle de la transfusion sanguine dans le soulagement des symptômes en soins palliatifs est mal établi. Une étude a été réalisée pour identifier les bienfaits obtenus par la transfusion ainsi que les éventuels indices indiquant son utilisation appropriée dans l'avenir (37). 97 patients ont été recrutés sur une période d'une année, entre début septembre 92 et fin août 93. Ces malades ont complété des échelles analogiques visuelles avant, puis à deux reprises à la suite de la transfusion, pour évaluer son impact sur la dyspnée, la faiblesse et le sentiment général de bien-être.

Les résultats montrent qu'une proportion significative de patients a exprimé une amélioration pour les trois critères. Les principales indications de transfusion étaient la dyspnée et la faiblesse dans ce groupe de malades. Les scores moyens des échelles visuelles analogiques (VAS verticale 10 cm) pour la dyspnée ont montré une amélioration significative : 5,7 pré-transfusion à 7,3 deux jours après la transfusion (p > 0,001). Le bénéfice était encore visible à 14 jours (6,7 , p = 0,058). Pour les malades chez lesquels la dyspnée était l'indication de transfusion, les résultats étaient encore plus significatifs : 3,9 pré-transfusion à 6,2 à deux jours (p>0,001) et 5,6 à 14 jours (p= 0,035).

Il faut souligner que le groupe de malades participant à cette étude était anémique par rapport à la population générale des patients (Hb moyenne dans ce groupe 7,9 g/dl avant transfusion. Une analyse rétrospective portant sur 434 admissions consécutives dans l' Unité King Edward VII MacMillan montrait une Hb moyenne de 11,1 g/dl). Cependant, le degré d'amélioration mesuré ne semble pas correspondre au degré d'anémie préalable à la transfusion.

D'après MOZES et al [cités par RIPAMONTI (79)], trois groupes de patients sont particulièrement sujets à des transfusions inappropriées : les patients porteurs d'une maladie rénale au stade terminal, d'un cancer terminal et les patients recevant une chimiothérapie. Les symptômes dus à l'anémie ne sont pas corrélés au taux d'hémoglobine, et l'augmentation de l'hémoglobine n'a pas d'influence sur les symptômes cardio-respiratoires ni sur la fonction psychomotrice quand le niveau initial d'hémoglobine est supérieur à 8 g/dl, en particulier chez les malades en phase terminale de cancer. Les patients cancéreux sont également plus sujets aux risques immédiats et aux effets secondaires des transfusions, qui peuvent altérer leur qualité de vie.

L'utilisation de l'EPO. est un traitement efficace et sûr envisagé chez les malades porteurs d'un cancer avancé sous chimiothérapie, mais son utilité dans le cancer terminal est limitée par son coût et par le délai nécessaire à une augmentation significative du taux d'hémoglobine (quatre à six semaines), souvent supérieur à l'espérance de vie du patient.

L'anémie peut être à l'origine d'un état dyspnéique et la transfusion se discute plus sur la sévérité du symptôme que sur le chiffre de l'hémoglobine. Une anémie profonde peut être très bien supportée et ne pas nécessiter de transfusion alors qu'une anémie modérée peut être très symptomatique. Il faut se rappeler que l'efficacité clinique réelle est inconstante et que l'effet bénéfique de la transfusion n'est le plus souvent que très passager.

b Les ponctions d'ascite.

Une grande quantité de liquide péritonéal élève le diaphragme, entraînant une dyspnée. L'élimination du liquide intra-péritonéal peut se faire par utilisation de diurétiques (Lasilix* 40 mg par jour et spironolactone 100 mg par jour), mais ce traitement est le plus souvent inefficace et/ou non toléré par des patients en fin d'évolution de leur maladie. Des ponctions répétées, de grande abondance, sont souvent mieux tolérées. Au début, il faut ponctionner 2 litres en une heure, puis continuer lentement, jusqu'à assèchement (69).

c La kinésithérapie respiratoire.

La prise en charge par le kinésithérapeute nécessite de bien cerner les indications et les limites de son intervention. L'indication de la kinésithérapie respiratoire doit être adaptée à l'état de fatigue du malade et envisagée dans ses répercussions éventuellement létales. Elle se résume le plus souvent à du clapping, du drainage postural et à l'aide à l'expectoration (3).

d Le « ré-entraînement respiratoire ».

Les moyens pharmacologiques traditionnels étant souvent inefficaces dans le contrôle de la dyspnée, des études récentes ont évalué les techniques et stratégies non pharmacologiques de prise en charge de la dyspnée dans le cancer pulmonaire.

Une étude pilote contrôlée randomisée (19) a été réalisée en 1996 chez 20 malades atteints de cancer pulmonaire à un stade avancé, ayant bénéficié de chimiothérapie ou de radiothérapie, et présentant une dyspnée.

L'intervention comportait des séances hebdomadaires dans un centre pour patients cancéreux, avec une infirmière spécialisée, utilisant des techniques d'assistance socio-psychologique, de rééducation respiratoire, de relaxation, ainsi que des stratégies d'apprentissage et d'adaptation. Chaque session hebdomadaire durait environ 1 heure, et ce pendant 4 à 6 semaines, et au-delà si nécessaire.

Le but de cette approche était d'augmenter la tolérance individuelle à une fonction pulmonaire restreinte, améliorer les aptitudes et la confiance face aux accès dyspnéiques et réduire le handicap dû aux symptômes. L'expérience émotionnelle de la dyspnée a été considérée comme inséparable de sa cause physique ; la stratégie thérapeutique considérait la signification émotionnelle du symptôme et proposait aussi une rééducation respiratoire comme stratégie de prise en charge.

Les principaux paramètres observés étaient la fréquence des épisodes de dyspnée (mesurée à l'aide d'une échelle visuelle analogique), la détresse causée par la dyspnée, l'aptitude fonctionnelle, l'aptitude à accomplir les tâches de la vie quotidienne et l'Echelle de Dépression et d'Anxiété de l'Hôpital.

Le groupe traité a montré une amélioration de la dyspnée d'au moins 35%, de la détresse causée par la dyspnée de 53%, une amélioration moyenne de 17% de la capacité fonctionnelle, et une diminution de 21 % des difficultés à réaliser les activités de la vie quotidienne, mais il n'y a pas eu d'amélioration de l'anxiété ni de la dépression. Dans le groupe témoin, ces paramètres sont restés stables ou se sont aggravés.

Les malades du groupe témoin ont rapporté la détresse profonde causée par la dyspnée et les limitations qu'elle impliquait dans leur vie. Dans le groupe traité, les patients ont tiré un bénéfice de cette approche de réhabilitation combinant des techniques de ré-entraînement respiratoire, de soutien psychosocial et d'aide au développement de stratégies d'adaptation. Cette intervention leur a permis d'augmenter leurs aptitudes fonctionnelles et leur capacité à accomplir les activités de la vie quotidienne grâce aux techniques de ré-entraînement respiratoire et à la confiance que ces techniques leur a procuré. Ils ont aussi ressenti une baisse significative du niveau de perception de leur dyspnée, et de la détresse causée par cette dyspnée. Ils étaient capables de contrôler les épisodes de panique, et de réaliser plus de choses.

S'appuyant sur les travaux de CORNER et al (19) et BREDING et al qui démontrent la valeur d'une approche non pharmacologique de la prise en charge de la dyspnée, HATELY et al (39) ont établi une clinique pilote de la dyspnée pour les patients atteints de cancer pulmonaire à Lewis Manning House, dans le but de valider l'usage de cette approche dans un service spécialisé en Soins Palliatifs.

Cette étude ne comportait pas de groupe témoin, contrairement aux 2 études précédentes, mais observait les modifications des différents paramètres recensés avant et après l'intervention. 30 patients ont été inclus dans l'étude, porteurs de cancer bronchique à petites cellules, cancer bronchique non à petites cellules ou mésothéliome. Les malades ont été vus à 3 reprises par un kinésithérapeute très expérimenté en Soins Palliatifs exerçant dans cette clinique. Chaque session durait jusqu'à 90 minutes, sur une période de 4 à 6 semaines.

L'intervention consistait en un ensemble de stratégies, incluant le ré-entraînement respiratoire, des techniques de relaxation simple, l'adaptation du rythme des activités et un soutien psychologique.

Les résultats obtenus ont confirmé et renforcé ceux des deux études précédentes. Des améliorations hautement significatives de la dyspnée, de la capacité fonctionnelle, des niveaux d'activité et de détresse, ainsi que de la qualité de vie ont été retrouvées. Par exemple, le pourcentage de patients ressentant une dyspnée plusieurs fois par jour a été réduit de 73 à 27% au bout de 4 semaines.

Ces études décrivant les bénéfices d'une approche non pharmacologique de la prise en charge de la dyspnée chez les patients porteurs de cancer pulmonaire offrent de nouveaux espoirs en terme de contrôle du symptôme et de bien-être psychologique. D'autres travaux sont nécessaires pour évaluer le bénéfice de telles interventions dans d'autres groupes de patients.

e L'acupuncture.

Un avant-projet ouvert a été entrepris pour déterminer la sécurité et l'efficacité de l'acupuncture chez 20 patients présentant une dyspnée de repos, réfractaire aux traitements médicamenteux, liée à une tumeur maligne primitive ou secondaire.

On s'est servi des points d'acupuncture sternaux et L14. Les paramètres observés comprenaient la fréquence respiratoire, la saturation en oxygène et les échelles analogiques visuelles complétées par le patient quant à l'essoufflement, la douleur, l'anxiété et la relaxation. 70 % des patients ont signalé un bienfait symptomatique net du traitement. Des modifications significatives ont été constatées dans les scores d'échelles analogiques visuelles quant à l'essoufflement, la relaxation et l'anxiété jusqu'à six heures au moins après l'acupuncture. Ces scores ont été constatés à leur maximum après 90 minutes. On a également constaté une réduction significative de la fréquence respiratoire, réduction soutenue pendant 90 minutes après l'acupuncture. La fréquence cardiaque et la saturation en oxygène n'ont pas été modifiées de façon significative.

On sait que l'acupuncture augmente le niveau des opioïdes endogènes et de la 5-hydroxytryptamine, et a aussi des effets végétatifs. Les interactions entre opioïdes et respiration sont complexes. Les effets thérapeutiques de l'acupuncture pourraient être dus au moins partiellement à l'augmentation des sécrétions endogènes des opioïdes.

Certaines améliorations symptomatiques de cette étude pilote pourraient être dues à un effet placebo, en partie lié au fait qu'une infirmière restait avec chaque patient pendant toute la durée de la procédure et 90 minutes après. Mais il est peu probable que cet effet placebo soit responsable de tous les changements subjectifs et objectifs observés. Des évaluations complémentaires de la valeur thérapeutique de l'acupuncture pour la gestion de la dyspnée sont recommandées (34).

IV. LES ASPECTS PSYCHOLOGIQUES.

A la lecture des articles de la littérature concernant la dyspnée, nous avons remarqué les difficultés que ce symptôme soulève en terme de définition, de mesure et de prise en charge. D'après toutes les publications, ces difficultés sont liées à la nature « subjective et multifactorielle » de la dyspnée, à l'intrication de facteurs « physiologiques, psychologiques, émotionnels et environnementaux », ainsi qu'au vécu antérieur de la personne.

Nous avons tenté dans la partie traitant de la physiopathologie de décrire les connaissances actuelles sur les fondements « organiques » de la sensation de dyspnée. Mais l'incapacité scientifique à comprendre dans sa globalité la sensation de dyspnée amène à se poser d'autres questions, et nous conduit à interroger d'autres champs de recherche et de connaissance. Nous sommes à la croisée des chemins entre ce qui est dit objectif, voire *vrai*, parce qu'exact, et ce qui est subjectif, voire *non-vrai* selon des critères scientifiques.

La dyspnée reste pour partie *mystérieuse*. Ce mystère n'est abordable que par l'écoute singulière d'un patient et le passage à d'autres concepts.

On s'aperçoit que la dyspnée, la perte du souffle confronte la personne à des expériences complexes et souvent inconscientes, qui participent de cette angoisse intense intriquée à la sensation dyspnéique. La *perte de souffle* est « signifiante » pour tout humain de la question de l'origine et de la Vie même, à tel point que l'entourage et les soignants eux-mêmes – non dyspnéiques – la ressentent et ont du mal à la supporter. La souffrance ou l'angoisse voire la panique décrite ou observée chez les patients dyspnéiques, n'est pas corrélée au dommage fonctionnel réel ou aux signes cliniques. Dans ce contexte les méthodes d'hétéro-évaluation ne sont pas pertinentes, expliquant comment l'entourage, mais aussi les médecins et les soignants expriment parfois un désarroi qui ne paraît pas en rapport avec la plainte du patient dyspnéique lui-même.

Derrière le terme le plus couramment employé d' « essoufflement » pour désigner la sensation de dyspnée, il y a *le souffle* et ce à quoi il renvoie dans l'*imaginaire* personnel et collectif. Le souffle est pour l'homme un *signifiant* de la vie. *Un signifiant* universellement repérable tant au plan symbolique que métaphorique. La « mise au monde » d'un enfant est corrélative de la « mise en fonction » de l'appareil respiratoire. Notre « premier cri » est une inspiration. Les sensations respiratoires sont étroitement liées à l'éprouvé archaïque des conditions de notre naissance.

Au plan symbolique, toutes les grandes traditions spirituelles ont donné sens à cette expérience fondamentale, en faisant de notre respiration le lieu d'enracinement du souffle qui anime l'univers tout entier. Chacune de ces grandes traditions ont un mot spécifique pour décrire cette représentation :

- *Chi* pour les chinois, dont l'un des buts de la médecine est justement de restaurer la circulation du souffle dans tout le corps.

- *Prana* dans la tradition indienne des Upanishads du yoga. Prana désigne aussi bien l'énergie animant l'être humain que celle du Cosmos tout entier provenant du Créateur. C'est aussi Prana qui, par les postures du yoga, est distribué dans toutes les extrémités du corps, revitalisant et apaisant toute la personne.

- *Ruach*, dans la tradition judéo-chrétienne, est le mot hébreu qui est employé. Avant la création du monde, « l'esprit qui plane au-dessus des eaux » est Ruach.

> « *Tu retires ton souffle, ils expirent et retournent à la poussière.*
> *Tu envoies ton souffle, ils sont créés* ».
> Psaume 104 (103), 29-30.

Dans le vocabulaire biblique, le terme Ruach a été traduit du grec par pneuma, puis en latin par spiritus, racine de notre mot spirituel. Ainsi, ce qui touche à notre appareil respiratoire nous relie à une très longue tradition.

Aussi, au plan métaphorique, pour parler des évènements qui scandent, marquent ou dérangent nos vies nous utilisons des mots qui touchent à la respiration et au souffle.

- Une émotion intense peut nous « couper le souffle ».
- Une situation conflictuelle ou tendue nous fait dire : « c'est irrespirable ! »
- Nous déclarons parfois vouloir lutter, *à mort*, pour ou contre quelque chose « jusqu'à notre dernier souffle. » (*de vie…*)
- Nous disons d'une personne qui meure : « elle a expiré ! » ou nous guettons le moment où elle *rendra* « son dernier soupir ».

Dans la plupart des articles où la dimension subjective de la dyspnée est envisagée, la prise en charge médicamenteuse est associée à un soutien psychologique, mais peu d'auteurs spécifient ce qu'ils entendent par « soutien psychologique ». A quelques exceptions près, l'impression qui ressort de ces lectures est celle d'un psychologue rencontrant le patient parallèlement à la prise en charge strictement médicale, ou l'intervention spécifique de « soignants » (infirmière, kinésithérapeute, médecin) qui se sont formés à des « techniques psychologiques » (Programmation Neuro-Linguistique, Sophrologie…etc.).

Dans la littérature palliative où dyspnée et angoisse sont toujours liées, la prise en charge psychologique est aussi le plus souvent traitée en tant qu'additif des thérapeutiques médicales.

La plupart des écrits abordent cette prise en charge psychologique de manière descriptive et débouchent sur des recommandations ou une manière de dire ou de faire. La prise en charge psychologique est « un plus » que l'on cherche à comprendre et à « scientifiser ». L'ensemble reste assez « anecdotique » et rien ne tient, ni ne peut tenir d'ailleurs, en terme de niveau de preuve, lorsqu'on se réfère aux principes de l'"evidence based medicine". En effet, le modèle médical scientifique qui repose sur l'observation et l'évaluation n'est pas transposable puisque cela reviendrait à prétendre « objectiver » ce qui est de l'ordre de la subjectivité !

« Ce qui est *pressenti, appelé* lorsqu'on évoque une *prise en charge psychologique*, c'est l'*Unité*. Or, dans la littérature, on parle de *globalité* ou de « *personne globale* ». On procède en fait à une sectorisation, en objectivant les différentes composantes de l'homme. L'Unité est pensée comme une simple addition : Homme = corps + esprit. Il n'y a pas d'un côté l'objectivation et d'un autre la subjectivité. Le rapport objectivation / subjectivité n'est pas un rapport d'opposition mais un franchissement de l'imaginaire.
L'imaginaire, c'est l'image qui nous (patient, médecin, soignant, famille) apparaît : le phénomène visible. Lorsqu'on objective le fonctionnel, on *nie* que ce phénomène visible surgisse de l'invisible.

L'invisible, c'est ce qui ne peut se voir dans l'immédiat. C'est seulement par ce qui est visible (l'image) qu'est appelé en nous, et entre nous, l'invisible. C'est en croisant nos multiples systèmes d'images que dans leurs recoupements se dégage ce qui est commun, voire universel entre nous, soignants ct patients. » L.BOUNON (5)

« Soigner, c'est faire en sorte que le dysfonctionnement de l'organisme, le symptôme, la parole refoulée devienne la médiation même entre deux hommes : le soin, alors, témoigne du sujet là même où la non satisfaction de ses besoins, lui faisait perdre son équilibre.(…) Si le malade est autre pour le bien portant qu'est le soignant, ce n'est pas tant parce qu'il est objectivement différent – la face rongée par le cancer ou déformée par le handicap - mais c'est d'abord, parce qu'il lui est subjectivement semblable : il a un visage non réductible à la sensation qu'on en a. (…). Répondre à un appel, tenir une main tendue, sourire au visage qui se cherche en lui (…) voilà les médiations qui inscrivent dans la chair de l'homme ce qui parle dès l'origine. Sur cette origine, ouvre toute la mémoire de l'homme quand quelqu'un témoigne de ce qui s'y engendre de génération en génération, de vie en mort et de mort en vie ». D.VASSE (93)

Le compte-rendu d'un entretien à propos d'une situation difficile concernant un patient hospitalisé à La Mirandière et souffrant de dyspnée, tentera d'illustrer ces propos. L.BOUNON (5)

« Lorsque des situations difficiles se présentent à La Mirandière, il arrive que les médecins ou les soignants en parlent à la psychologue. La règle est de ne pas venir chercher des explications ou des interprétations mais d'accepter de parler de ce qui fait difficulté pour celui qui parle. Nous postulons que l'acte de parole c'est de permettre à un autre de se reconnaître appartenant au genre humain. On peut appeler cet acte de parole, rencontre, ou même mieux, *co-naissance*, *comm-union*…

Un médecin parle de Mr. J. en présence de ses deux confrères :
Ce monsieur souffre d'un cancer ORL, avec envahissement de toute la face et du cou. Il a beaucoup de difficultés pour parler et la communication n'est pas facile. Il a une dyspnée importante, qui n'est pas liée à un obstacle mécanique, puisqu'il est porteur d'une trachéotomie. Il décrit une sensation de strangulation complète due à l'évolution tumorale au niveau cervical : il « étouffe ». La crainte médicale est plutôt d'ordre hémorragique.
Par ailleurs, il a une dysphagie complète depuis longtemps et a bénéficié d'une gastrostomie per endoscopique d'alimentation. Il fait le lien entre dyspnée et dysphagie. La vie, c'est le souffle et l'alimentation. Il se charge lui-même de son alimentation par la gastrostomie, veillant scrupuleusement aux quantités prescrites et à la qualité des apports et il le fera jusqu'à sa mort.

Avant son admission à La Mirandière, il vivait seul à son domicile. Il a accepté d'être hospitalisé suite à un accident hémorragique de survenue nocturne qui l'a littéralement terrifié.

Lors d'une visite matinale, le patient est très angoissé. Il exprime au médecin son angoisse de se sentir étouffer. Le médecin entend que le patient a « peur de mourir étouffé ».

Alors, dans la pure tradition de médecine palliative, le médecin applique ce qui lui a été appris : *anticiper les situations dans un climat de vérité et de confiance*. Il tente donc de rassurer ce patient, d'une part, en lui « expliquant » que du fait de sa trachéotomie, il n'y a pas de risque d'étouffement, et d'autre part, en lui assurant qu'on ne le laissera pas seul et que le moment venu, une médication empêchera la sensation d'étouffement.

Quelques jours plus tard, l'état clinique du patient est inchangé mais son comportement s'est modifié et c'est ce qui inquiète le médecin : Mr J. est devenu très agressif avec les soignants, refuse les traitements et lutte manifestement de toutes ses forces pour ne pas dormir.

Le médecin pense que le patient **a peur qu'on le tue**, bien qu'à aucun moment, dans la réalité des mots qui ont été échangés, il n'a été question d'aider le malade à mourir ou de le tuer.

L'échange, entre les médecins et la psychologue, va porter sur l'interprétation du médecin concernant l'agressivité de Mr J. Pourquoi le médecin pense-t-il que l'agressivité de Mr. J signifie qu'il a peur qu'on le tue ?

Nous analysons dans un premier temps, que le médecin s'adresse à un mort anticipé. C'est toujours le risque dans une unité de soins palliatifs, où la représentation de la fin de vie est dominante.

Pour les patients atteints de broncho-pneumopathies chroniques obstructives et présentant une dyspnée plus ou moins intense, la dynamique des soins est de permettre de vivre avec le symptôme et de procurer la meilleure qualité de vie possible *dans la vie*. Dans le domaine de la *« mort annoncée »*, le médecin risque de focaliser son attention sur la *« qualité de la mort »*. Il espère pouvoir soulager la mort par étouffement, alors qu'on ne soulage qu'un homme vivant.

Le médecin « rassure » le patient sur les conditions de sa mort animale en lui affirmant, qu'objectivement il n'a aucun risque d'étouffer, alors même que le symptôme dont il se plaint est la dyspnée ! Le patient souffre d'étouffer : il cherche à *parler* sa peur de vivre…étouffé *dans l'espoir d'être écouté*. Comment entendre autrement cette peur et cette sensation d'étouffement quand le trou de la trachée est largement ouvert ?

Ici, nous avons à entendre que le souffle, la métaphore de la Vie (ce qui n'est pas réductible au vivant) est « étouffée ». Elle ne résonne plus pour cet homme, si toutefois elle a résonné durant son histoire ! Il a pris l'habitude de disparaître de se taire pour les autres, de vivre en retrait, d'étouffer la Vie qui lui a été donnée. Le peu que nous savons de l'histoire de cet homme va dans ce sens : marginalité sociale, alcoolisme, rupture familiale. Nous sommes là dans les constructions premières des représentations de cet homme. Ce que la psychanalyse nomme l'archaïque.

Il est évident qu'à la Mirandière viennent se dénouer prioritairement ces fils qui n'ont pu être dénoués dans le jeu des interprétations familiales et sociales. Ecouter ces fixations archaïques, c'est écouter son appel plaintif comme un cri de nouveau-né. Être ce témoin, cette promesse qu'il ne mourra pas …étouffé.

Et en même temps, même si le médecin ne répond pas très « juste », Mr J. a entendu cette re-connaissance qui lui est témoignée. Son agressivité, est une relance narcissique indépassable d'une ambivalence (amour/haine) jusqu'alors masquée par le retrait.

Soigner c'est alors donner la parole là où elle est mise en doute. Ainsi se révèlent et se dénouent les fixations archaïques. Le soin du médecin devient une interprétation qui donne ou qui redonne un corps parlant à qui s'est tu.

Dans un deuxième temps, nous parlons de l'anticipation de la sédation.
Le médecin dit : on ne vous laissera pas seul…mais en même temps, on vous « absentera », vous, en vous « sédatant ».

« *On ne vous laissera pas seul* », est une formule leitmotiv des soins palliatifs, promesse d'altérité (« *je, tu, il* »), qui est là, réduite à rien, puisqu'on projette d'en absenter Mr J.

Suite à cet échange, le médecin rencontre de nouveau le patient et lui parle des soins qui lui sont prodigués. Il lui affirme que rien n'est fait pour l'endormir contre son gré ou pour le tuer…

Dans les jours qui ont suivi, nous avons remarqué que Mr. J n'a plus manifesté d'agressivité, ni de méfiance particulière à l'égard de quiconque. Debout jusqu'au bout, sortant volontiers de sa chambre et continuant à s'alimenter, il est mort un mois plus tard, sans hémorragie et sans sédation. » (id 5)

Cette courte observation montre l'ambiguïté qui existe lorsqu'il est fait mention de soutien psychologique. Ce patient, angoissé par sa situation et par ce qui lui avait été dit, avait-il « *besoin* » d'un soutien psychologique « *direct* », de l'intervention d'un psychologue à son chevet.

C'est ce qui est décrit le plus souvent dans la littérature comme réponse aux *besoins psychologiques* du malade.

« A la Mirandière, la psychologue ne rencontre les patients de manière formalisée qu'en réponse à une demande. Elle est plutôt au chevet de « La Mirandière ». L'interdisciplinarité n'est pas vue comme une manière d'enrichir une discipline (la médecine), d'un plus de savoir venant d'une autre discipline (la psychologie), mais plutôt comme un entrecroisement des multiples systèmes d'images de chacun, patients et soignants. C'est de leurs recoupements, que se repère ce qui est commun aux humains, voire universel dans l'humain.

C'est par l'acceptation de la discussion, la confrontation des points de vue, que l'invisible est approché à l'entrecroisement des images ordonnées par l'écoute. Bien-sûr, l'invisible ne se montre pas mais dans ses effets, il manifeste que ça parle entre les humains et que ce n'est pas représentable et encore moins objectivable.

Cet échange est-il un soutien psychologique ? Nous espérons plutôt qu'il soit le reflet d'**une médecine qui se réfère à et de la parole**. La parole est ce qui s'échange entre les humains par la médiation des mots et des gestes. » (id 5)

Face à l'impuissance à soulager vraiment ce symptôme- dyspnée, MARCANT D. et ODIER C. (57) ont entamé une réflexion dans le but de « pouvoir être » avec ces patients, à défaut de « pouvoir faire ». Le psychologue, philosophe et prêtre J-Y LELOUP a été invité pour leur permettre d'aborder une approche du souffle et de toutes ses dimensions symboliques.

« En tenant compte des ressources propres à chaque patient, nous découvrons comment le souffle est cette réalité empreinte de mystère décrite dans les grandes religions et comment c'est en acceptant de **ne pas tout contrôler**, en acceptant de **lâcher prise** que nous nous ouvrons à d'autres dimensions de la vie. Nous découvrons, au moment où la respiration se fait difficile, qu'il est nécessaire d'expirer, de lâcher l'air, pour pouvoir inspirer à nouveau et laisser entrer le souffle dans nos poumons pour reprendre vie. C'est une évidence qui nous apparaît dans toute son intensité au moment, précisément, où l'expiration ne sera peut-être suivie d'aucune inspiration. Nous mesurons soudainement le *chemin du dépouillement* du lâcher prise intérieur que signifie *rendre son dernier souffle*. Cette vérité ne s'exprime naturellement pas à ce moment dans des discours, mais se vit intensément pour le patient et pour son entourage familial et soignant. Ainsi, la prise de conscience de ce qui est vécu détermine certainement une diminution de l'angoisse et une pacification de l'angoisse qui entoure le patient. »

A La Mirandière, comme nous avons essayé de le montrer par le cas clinique rapporté, il y a aussi passage à d'autres concepts. « Il s'agit d'écouter ce que révèle en chacun le symptôme dyspnée. « Ecouter ce qui parle à l'intérieur de soi, lorsque d'autres nous parlent. » (id.93)

Ce chemin passe par la maladie et la souffrance et ne se fait pas sans témoin. « Il n'y a pas plus de parole sans corps que de vérité sans témoin. La vérité dans l'écoute de la chair est indissociable de la vie de la parole dans le corps. » (id.93)

Ecouter cela, c'est écouter la confusion entre la naissance et la mort, entre la vie et la mort mais aussi entre vie animale et vie humaine... « Si la maladie, quelle qu'elle soit fait vibrer dans la confusion (...) la question de la mort dans la vie elle peut et doit être aussi – nécessairement et à cause de cela – le lieu du discernement entre ce qui fait vivre et ce qui fait mourir l'homme, entre ce qui l'ouvre à la vie humaine ou le réduit à la vie animale (...). Discerner entre la vie et la mort pour l'homme, est-ce autre chose que de poser la question de ce qui le fait vivre en vérité (...). » (id.93).

Parler avec un malade, c'est laisser résonner en nous et entre nous l'intrication / désintrication de ces confusions inconscientes. C'est ce tâtonnement partagé qui permet de discerner ce qui fait vivre de ce qui fait mourir. Le médecin qui soigne ainsi doit accepter, à cet endroit-là, de renoncer à ce qui est de l'ordre du savoir ou de l'évaluation voire de la décision. (id.5).

Devant le point de butée que représente pour la science médicale, la maladie qui échappe, le symptôme non maîtrisable, et la souffrance, le mouvement des soins palliatifs dans ses fondements même cherche à penser le soin et la relation soignant-soigné dans une dimension anthropologique. L'enjeu avancé est ambigu et essentiellement d'ordre éthique : soulager la souffrance du symptôme pour éviter la tentation de supprimer et le symptôme et la vie. Cette tentation indique une manière de réduire l'homme à son symptôme, de confondre la vie et la mort selon ce que nous imaginons de nous-mêmes et de l'autre, avec « la vie et la mort selon la manière dont la parole s'engendre et se révèle dans l'histoire ». (id 93). « Quelques soient les positions idéologiques ou dogmatiques qui peuvent être avancées, c'est cette confusion-là qui doit toujours être retraversée à l'intime de chacun. » (id 5).

L'enjeu éthique de la dyspnée est surtout la sédation jusqu'à la mort. Il ne s'agit pas de remplacer le soin de la science médicale, mais de rappeler que l'humain est cette « chair parlante » (D.Vasse), cette sensation qui faute d'être entendue et reconnue par les autres le rend « autre » que nous-mêmes.

Ecouter un patient dyspnéique, c'est écouter le *souffle* qui révèle en chacun sa part d'humanité cachée.

V. SITUATIONS PARTICULIERES.

A. LE SYNDROME DE LA VEINE CAVE SUPERIEURE (SVCS)

Le SVCS est une complication causée par une obstruction du retour veineux au niveau de la veine cave supérieure.

Le premier cas, décrit en 1757 par William Hunter, était la conséquence d'un anévrisme aortique syphilitique. Depuis, de nombreuses autres étiologies ont été décrites, mais leur importance a changé avec le temps. Alors que les anévrismes aortiques (30%), les tumeurs malignes thoraciques (33%) et les médiastinites chroniques (15%) étaient les causes les plus fréquentes dans la première partie du siècle, les maladies néoplasiques sont maintenant responsables de la majorité des cas chez l'adulte.

Dans trois séries récentes, les maladies malignes représentaient 78%, 85% et 97% des cas. Les cancers les plus fréquemment associés sont les tumeurs pulmonaires de tous types histologiques (55 à 75%), suivies des lymphomes et des cancers du sein (15%), et des tumeurs solides métastatiques du médiastin essentiellement ganglionnaires (10%). La probabilité de développer un syndrome cave supérieur chez un malade atteint de cancer bronchique ou de lymphome est estimée respectivement à 3 et 8%. Dans le LMNH, une étude récente rétrospective donnait une incidence de 3,9%.

Parmi les causes non liées au cancer, il faut signaler l'incidence croissante des thromboses sur cathéter veineux central au sens large (cathéter d'alimentation, chambre implantable, pacemaker, cathéter de Schwan Gantz, shunt veino-péritonéal, shunt atrio-ventriculaire).

Le tableau clinique résulte de l'augmentation de pression en amont de l'obstruction veineuse. La sévérité des signes et des symptômes est proportionnelle à l'extension et à la rapidité de développement de cette obstruction. Le patient se présente le plus souvent avec une dilatation des veines collatérales et un œdème de la partie supérieure du thorax et des bras, un chémosis, un œdème palpébral, une dilatation des veines jugulaires et une cyanose de la partie supérieure du corps. L'œdème des structures profondes peut entraîner une dysphagie (par atteinte œsophagienne), une dyspnée ou une toux (trachée et bronches), un épanchement pleural, une dysphonie (par atteinte des cordes vocales). L'hypertension intracrânienne peut entraîner des céphalées, une somnolence, des vertiges, des troubles visuels, des nausées, une syncope respiratoire ataxique, des convulsions ou même un coma. Tous ces signes peuvent être aggravés par le décubitus ou l'inclinaison vers l'avant. De plus le patient peut présenter des signes d'envahissement d'autres structures médiastinales tels qu'un syndrome de Horner, une paralysie récurentielle, une sténose bronchique ou une compression œsophagienne.

Le diagnostic est essentiellement clinique. Les examens complémentaires servent seulement à déterminer l'étiologie et, dans certains cas, le choix du traitement. Le premier examen à réaliser est une radio pulmonaire. Si le syndrome cave supérieur est dû à une lésion maligne, on verra dans la plupart des cas une masse tumorale. Un scanner thoracique avec injection de produit de contraste sera particulièrement utile pour donner des précisions anatomiques, pour guider une biopsie ou établir un schéma de radiothérapie. Le scanner peut aussi révéler l'existence d'un thrombus. La phlébographie par voie brachiale est l'examen de choix pour obtenir des informations précises sur la circulation collatérale. Ses principales indications sont la détection d'un thrombus et la préparation d'une chirurgie de dérivation. La médiastinoscopie n'a plus beaucoup d'intérêt et le risque hémorragique est très élevé. La ponction radio-guidée sous scanner l'a avantageusement supplantée.

Pendant des décennies, le syndrome cave supérieur a été considéré comme une urgence médicale devant être traité par radiothérapie. Cependant, avec les progrès de la chimiothérapie, l'irradiation n'est peut-être plus le traitement de choix dans un certain nombre de cancers.

Le syndrome cave supérieur n'est actuellement plus considéré comme une urgence médicale. Il convient de faire un diagnostic histologique avant de débuter un traitement.

La chimiothérapie apparaît comme le traitement de première intention dans les LMNH et les cancers pulmonaires à petites cellules. Dans une série de 36 patients porteurs de LMNH, on a noté la disparition du syndrome cave supérieur dans tous les cas avec chimio et/ou radiothérapie, mais les malades ayant bénéficié de chimiothérapie ont présenté moins de récidives locales.

Les traitements palliatifs le plus souvent utilisés dans la prise en charge des SVCS sont les corticoïdes à fortes doses, surtout en cas de dyspnée, les diurétiques qui réduisent l'œdème, mais peuvent entraîner une hypovolémie (avec risque accru de formation d'un thrombus de la veine cave supérieure), les anticoagulants et/ou les fibrinolytiques en cas de thromboses.

Depuis peu, une nouvelle technique est proposée par les radiologues interventionnistes et consiste en la pose, sous contrôle radiologique, d'une endoprothèse vasculaire ; cette technique paraît surtout intéressante en cas de compression extrinsèque de la veine cave supérieure.

La chirurgie du SVCS présente un gros risque de complication hémorragique à cause du développement d'une circulation collatérale. Les opérations de dérivation doivent être réservées aux cas résistants à la chimiothérapie et à la radiothérapie, lorsqu'il existe des symptômes sévères (83).

B. LA TAMPONNADE CARDIAQUE.

Bien que l'atteinte cardiaque néoplasique soit considérée comme un phénomène rare, les séries autopsiques montrent la présence de métastases cardiaques dans 3,4% des autopsies générales et 11,6% des autopsies réalisées chez les patients cancéreux.

Parmi 770 cas de métastases cardiaques documentées, 533 (69,2%) avaient un envahissement péricardique. La plupart des cas n'étaient pas cliniquement significatifs. Toutefois 29% des malades présentaient des symptômes en rapport avec les métastases péricardiques et 16% ont développé une tamponnade cardiaque. Les lésions péricardiques étaient la cause directe ou ont contribué au décès de 86% des patients porteurs d'épanchement péricardique symptomatique.

Malheureusement, le diagnostic ante-mortem n'était fait que dans 30% des cas. Ce faible taux de reconnaissance clinique, associé à l'efficacité des thérapies de la tamponnade maligne, souligne l'importance d'une forte suspicion clinique pour cette entité chez les patients cancéreux présentant des symptômes cardio-vasculaires.

Aucune atteinte cardiaque primitive n'a été observée dans les différentes séries, tous les cas étaient métastatiques. Les cancers pulmonaires (36,5%), du sein (22,3%) et les hémopathies malignes (17,2%) étaient prédominants.

Les atteintes cardio-vasculaires chez les patients cancéreux peuvent être dues à : tamponnade péricardique néoplasique, maladie intrinsèque co-existante, syndrome cave supérieur, cardiomyopathie à l'anthracycline , péricardite constrictive par engaînement tumoral du cœur, ou péricardite d'origine idiopathique, post-radiothérapique, infectieuse, toxique, auto-immune, urémique, traumatique, hypothyroïdienne.

Les métastases cardiaques surviennent par dissémination lymphatique et hématogène, ou par extension directe à partir des tumeurs médiastinales.

L'obstruction néoplasique du drainage veineux et lymphatique du cœur détruit l'équilibre entre la filtration capillaire, hydraulique, et les forces osmotiques, entraînant l'accumulation excessive de liquide dans le péricarde. Les conséquences de cette accumulation liquidienne dépendent du débit d'exsudation, de la compliance de la cavité péricardique, de la masse myocardique et du volume sanguin du patient. Les conséquences hémodynamiques sont une altération du remplissage diastolique du coeur, entraînant des mécanismes compensatoires comme la tachycardie (pour compenser le bas volume de remplissage) et une augmentation des résistances périphériques (pour maintenir la tension artérielle). Quand ces phénomènes d'adaptation sont dépassés, surviennent le choc, l'arrêt cardiaque et le décès rapide.

La majorité des patients porteurs de métastases cardiaques et péricardiques sont asymptomatiques (respectivement 77,9% et 67,5%). Chez les patients symptomatiques, la dyspnée est quasi constante (78,8% des cas), sous forme d'une tachypnée superficielle avec orthopnée (26,3%), soulagée par la position penchée en avant, de même que la toux sèche, quinteuse et non productive. La douleur (oppression thoracique) est peu fréquente. Les signes d'examen les plus fréquents sont la tachycardie sinusale, l'épanchement pleural, la distension des veines jugulaires, l'hépatomégalie, l'œdème périphérique et la cyanose. Ces signes cliniques sont ceux de l'insuffisance cardiaque droite, et peuvent être absents en cas d'installation suraiguë. Le pouls paradoxal, signe majeur (diminution du pouls en inspiration profonde) dans les péricardiques exsudatives, n'est présent que dans 31% des atteintes néoplasiques du péricarde. La tension artérielle est abaissée et pincée. Ces signes droits non spécifiques sont souvent facteurs de diagnostics retardés ou erronés.

La radio pulmonaire et l'électrocardiogramme sont pathologiques dans 90% des cas mais ne sont pas spécifiques. Le maître examen est représenté par l'échographie cardiaque.

La ponction péricardique par voie sous-xiphoïdienne, de quelques centimètres cube, suffit à améliorer la situation hémodynamique dans l'attente d'un traitement adapté. La prise en charge ultérieure est fonction de l'état clinique du patient et du type de lésion primitive en cause. Dans les hémopathies malignes, le meilleur traitement est représenté par la chimiothérapie et la radiothérapie après stabilisation hémodynamique ; dans les leucoses et les lymphomes, la radiothérapie externe est efficace dans 90 à 100% des cas. Dans les hémopathies réfractaires, les autres types de cancers où la radiothérapie est moins efficace (sein 69% de réponse, poumon : 29%), l'épanchement péricardique peut être bien contrôlé (81 à 91% des cas) par des instillations intra-péricardiques sclérosantes de tétracycline.

La chirurgie est indiquée chez les patients pour lesquels le diagnostic est incertain et nécessite une biopsie péricardique, ou en cas d'échec de la sclérothérapie par tétracycline, et chez les patients nécessitant une évaluation chirurgicale simultanée d'autres maladies intrathoraciques. La péricardotomie par voie xiphoïdienne, réalisable sous anesthésie locale, donne 100% de bons résultats avec une mortalité faible (1%) et un taux de récidive de 3%. L'instillation intra-péricardique de radio-isotopes est en cours d'étude (73).

C. LA LYMPHANGITE CARCINOMATEUSE (1, 18).

La lymphangite carcinomateuse est due au blocage du drainage lymphatique pulmonaire, généralement lié à l'envahissement des ganglions lymphatiques hilaires, et souvent bilatéral. Elle entraîne une détresse respiratoire par mise en oeuvre des récepteurs J juxta alvéolaires, par augmentation du travail et de la fatigue des muscles respiratoires et par altération de la diffusion alvéolo-capillaire de l'oxygène.

Le diagnostic de lymphangite carcinomateuse est difficile à faire cliniquement et radiologiquement, ce qui fait très certainement sous-estimer la fréquence de cette affection. Elle est caractérisée par une dyspnée sévère, quasi constante, limitant de manière extrême les gestes de la vie quotidienne. Elle est associée à une toux sèche et non productive. L'examen clinique est peu contributif, il existe parfois des râles crépitant secs dans les deux champs pulmonaires. L'examen attentif des radiographies pulmonaires montre des infiltrats linéaires des bases et des parties moyennes pulmonaires suivant les trajets vasculaires. Parfois l'aspect est évocateur d'une surcharge ventriculaire gauche sans cardiomégalie. La lymphangite a un aspect caractéristique sur le scanner (24).

Elle survient le plus souvent à bas bruit dans un contexte de cancer pulmonaire connu. Les autres cancers en cause sont le sein, la prostate et les cancers gastro-intestinaux.

Les traitements oncologiques actifs méritent d'être proposés car de nombreuses tumeurs à l'origine de la lymphangite sont sensibles. La radiothérapie du médiastin est la plus souvent utilisée car peu de patients sont aptes à recevoir une chimiothérapie. Les corticoïdes à forte dose (méthylprednisolone : 500 mg) peuvent être employés sur de courtes périodes car la rétention hydro-sodée secondaire à leur utilisation peut aggraver la dyspnée. Les avis sont partagés quant à leur utilisation. Des publications anecdotiques récentes rapportent une efficacité des diurétiques dans le traitement de la lymphangite (24). Les anesthésiques locaux inhalés et les extraits de cannabis sont parfois préconisés. Dans la plupart des cas, seule utilisation de la morphine et des anxiolytiques sédatifs, associés à l'oxygénothérapie, permettant un contrôle satisfaisant de la détresse respiratoire.

D. L'HEMOPTYSIE MASSIVE (1, 45, 79, 95).

L'hémoptysie se définit par l'expectoration de sang d'origine sous-glottique. Il est important d'exclure un saignement provenant du nez ou de l'oro-pharynx surtout chez des patients présentant une thrombopénie ou une autre anomalie de la coagulation.

La prévalence de l'hémoptysie et de 47 à 70% dans les cancers pulmonaires au moment du diagnostic. En soins palliatifs, on la retrouve chez 24% des malades porteurs d'un cancer pulmonaire admis au St Christopher's Hospice.

La définition de l'hémoptysie massive diffère selon les auteurs, le volume de l'expectoration sanguine pouvant varier de 200 ml à 1000 ml sur 24 H. Quoi qu'il en soit, le volume de sang est rarement critique et le décès est généralement dû à l'asphyxie plus qu'à la perte sanguine. Dans la forme foudroyante, avec hémorragie massive intra-alvéolaire, le syndrome asphyxique est au premier plan, alors que le rejet de sang peut ne pas être abondant, posant un problème de diagnostic différentiel.

Les hémoptysies massives sont rares, représentant 1 à 5% de l'ensemble des hémoptysies. La pathologie tumorale, essentiellement pulmonaire primitive ou secondaire, n'est responsable que de 7% des hémoptysies, mais la mortalité est élevée de 78 à 85% dans les cas non opérables, contre 20% dans les cas contraires.

En soins palliatifs, l'hémoptysie reste une situation d'urgence, mais la bronchoscopie, l'intubation, l'embolisation artérielle bronchique ou la chirurgie ne sont presque jamais indiquées. La radiothérapie palliative peut être une méthode efficace dans certains cancers bronchiques.

Les traitements médicaux symptomatiques peuvent être proposés selon l'abondance de l'épisode hémorragique. Les hémostatiques sont toujours prescrits bien que la preuve de leur efficacité reste à démontrer. Les extraits hypophysaires ont été retirés du commerce, mais les analogues de synthèse ont prouvé leur efficacité. La terlipressine (Glipressine*), initialement préconisée dans les hémorragies digestives, est prescrite à une posologie de 1 mg toutes les quatre à six heures par voie veineuse.

Elle doit être associée à une restriction hydrique. Ses effets secondaires les plus marquants sont le risque de poussée hypertensive (intérêt de la clonidine ou Catapressan*), une pâleur cutanée extrême ou des troubles digestifs. La desmopressine (Mininrin*) et la lypressine (Diapid*) utilisées par certains auteurs avec succès n'ont pas reçu l'AMM dans cette indication. Les opiacés, en diminuant la sensibilité bronchique, permettent dans une certaine mesure d'éviter les secousses de toux et à l'hémostase de se faire.

Habituellement, il y a des signes d'alerte, et la possibilité d'un saignement important devra être discutée au sein de l'équipe soignante. La décision « de ne pas réanimer » est une décision difficile à prendre ; elle doit faire l'objet d'une discussion antérieure et être le résultat d'un consensus. Si possible, la famille et le patient doivent participer à cette décision. Si on s'attend à un saignement massif, il est utile de disposer immédiatement d'un opioïde puissant, diamorphine ou morphine. Si le médecin est présent, il peut donner la morphine en IV, en titrant la dose en fonction du niveau d'angoisse et de conscience du malade. Une benzodiazépine, diazépam ou midazolam, sera associée.

Si le médecin n'est pas présent ou s'il n'y a pas d'abord veineux, la morphine pourra être administrée en intramusculaire (pas en SC car la vasoconstriction périphérique diminue l'absorption). On peut donner du Valium* intra-rectal.

La tension artériellc peut chuter à cause du saignement ou de la morphine, et le saignement peut s'interrompre temporairement. Si la tension remonte, le saignement peut reprendre ; en conséquence le malade ne doit jamais rester seul.

Si le patient ne décède pas immédiatement, une perfusion continue de morphine associée à l'Hypnovel* sera mise en route pour maintenir une sédation légère.

En cas d'arrêt de l'hémorragie, souvent spontané en moins de 48 heures, la transfusion sanguine et les techniques spécifiques, visant à prévenir les récidives, doivent être discutées.

E. LE RALE DE L'AGONIE.

Le râle de l'agonie est une respiration bruyante due au passage de l'air au travers des sécrétions accumulées au niveau de l'oro-pharynx ou de l'arbre bronchique d'un patient proche de la mort et incapable de déglutir ces sécrétions. La prise en charge du râle agonique dépend de la réduction des paramètres suivants : les sécrétions salivaires et bronchiques, la fréquence respiratoire et la résistance des voies aériennes.

Bien que n'entravant pas vraiment la respiration, ce symptôme est très angoissant pour la famille et les soignants et nécessite la mise en route de mesures spécifiques :

- le positionnement du patient de manière à faciliter le drainage postural

- l'aspiration bronchique est efficace mais en général de manière transitoire ; elle est peu appréciée par les patients et doit être réalisé en l'absence la famille. Une véritable fibroscopie serait peut-être plus efficace et moins traumatisante.

- les anticholinergiques sont les produits de choix ; ils réduisent les sécrétions, sans assécher celles déjà présentes. Ils seront d'autant plus efficaces que le patient aura été au préalable aspiré.

L'atropine et l'hyoscine, à la dose de 0,25 à 0,5 mg toutes les quatre heures par voie sous-cutanée ou intraveineuse, permettent un contrôle satisfaisant de la situation. En cas de nécessité on peut être amené à rapprocher les prises toutes les deux heures. La scopolamine existe également sous forme de timbres transdermiques dont la durée d'action est de 72 heures. Chacun délivre 0,5 mg/24H et le nombre des applications cutanées sera déterminé par la réponse clinique. A fortes doses l'hyoscine serait sédative alors que l'atropine serait excitatrice. Leur utilisation en cas de bronchopneumopathie ne se justifie pas.

Un autre anti-cholinergique utilisé est le glycopyrrolate, administré par voie sous-cutanée à raison de 0,1 à 0,2 mg/ 4H, qui ne passe pas la barrière hémato-encéphalique et est dépourvu d'effet central.

F. LE « GASPING ».

La respiration agonique est un mécanisme physiologique bien étudié (71). En réponse à l'asphyxie, il y a une période initiale d'agitation et d'hyperpnée, puis une apnée primaire durant quelques secondes à quelques minutes, et enfin le stade du « gasping ». Les « gasps » deviennent de plus en plus faibles et aboutissent finalement à l'apnée terminale.

Le « gasping » est indicateur d'une forte hypoxémie. Dans diverses espèces animales, le « gasping » ne survient que pour une PaO2 < 5-15 mmHg, et est déclenché seulement par l'hypoxémie, et non par l'hypercapnie ou l'acidose.

Les patients qui « gaspent » ont une hypoxémie profonde qui les rends inconscients. D'après PERKINS (71), il est possible que ces patients aient des fonctions cérébrales suffisantes, malgré l'inconscience, pour ressentir l'inconfort et la douleur de la respiration agonique. L'utilisation d'un agent bloquant neuro-musculaire serait alors justifiée dans certains cas (dans l'article étudié, les auteurs s'appuient sur des cas cliniques de patients en phase terminale de maladies neuro-musculaires) pour éviter des épisodes prolongés de respiration agonique, chez un patient bien sédaté, de façon à permettre une mort paisible et confortable. Ces considérations s'appuient sur le principe du double effet, et sur l'absence de preuve scientifique du caractère indolore de la respiration agonique. Les auteurs considèrent que l'utilisation d'un agent bloquant neuro-musculaire, permet dans certaines situations de réaliser la définition donnée par l'Institute of Medicine d'une « bonne mort » : « une mort décente ou bonne est une mort libre dans la mesure du possible de détresse et de souffrance pour les patients, leur famille et les soignants, en accord avec les souhaits des familles, et dans le respect des valeurs cliniques, culturelles et éthiques. »

DEUXIEME PARTIE

ETUDE RETROSPECTIVE D'APRES LES DOSSIERS DES PATIENTS
DE LA MIRANDIERE AU COURS DE L'ANNEE 2003.

I. METHODES ET PATIENTS.

Analyse rétrospective de 171 dossiers de malades admis de façon consécutive à l'Unité de Soins Palliatifs la Mirandière, entre janvier et décembre 2003. Une évaluation préalable à l'admission au sein de l'USP est réalisée par les médecins de l'USP ; des caractéristiques démographiques et cliniques sont relevées au cours de ces évaluations. Sur 366 patients évalués au cours de l'année 2003, 171 ont été admis à la Mirandière.

Nous avons réalisé une étude de la fréquence et de l'intensité de la dyspnée retrouvée chez les malades hospitalisés dans l'USP, en comparant le stade au moment de l'évaluation et l'évolution en cours de séjour. Les traitements utilisés pour combattre la dyspnée ont été mentionnés lorsqu'ils étaient spécifiés dans les dossiers. La fréquence de survenue d'une dyspnée ou d'un encombrement au cours de la phase ultime, l'utilisation de traitements anti-sécrétoires à visée bronchique, ainsi que la fréquence du recours à la sédation en phase ultime et ses indications ont également été étudiées.

Les valeurs en pourcentages calculées à partir des données recueillies dans ces 171 dossiers permettent une comparaison aux données de la littérature et une analyse critique de l'évaluation et de l'attitude thérapeutique vis-à-vis de la dyspnée à la Mirandière.

II. RESULTATS.

L'âge moyen des patients admis en 2003 à la Mirandière était de 72 ans, avec 51% de femmes et 49% d'hommes. L'évaluation avait été demandée dans 83% des cas par un médecin spécialiste, dans 12,9% des cas par le médecin traitant, dans 3,5% des cas par la famille et dans 0,6% des cas par le patient lui-même. La durée moyenne de séjour à la Mirandière en 2003 était de 22 jours, et le patient était admis pour « fin de vie » dans 26% des cas.

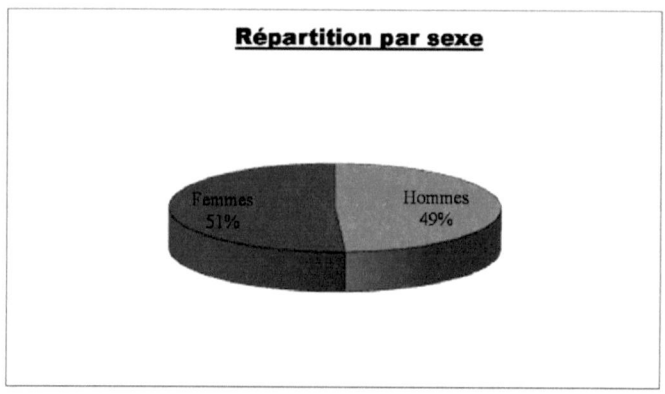

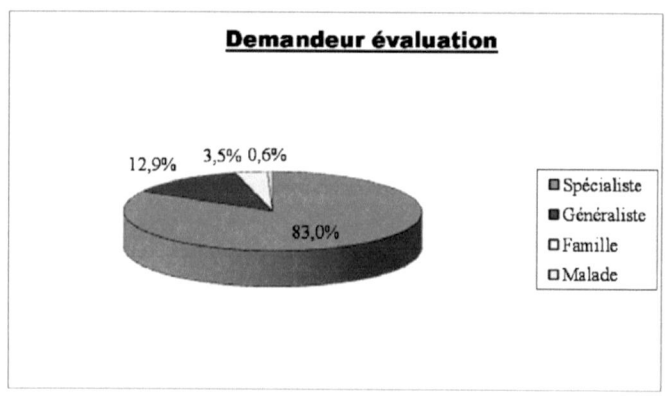

96% des malades de l'USP étaient porteurs d'un cancer (164/171), dont 15,2% de localisations respiratoires primitives (25/164) et 26% de localisations pulmonaires ou pleurales secondaires (43/164).

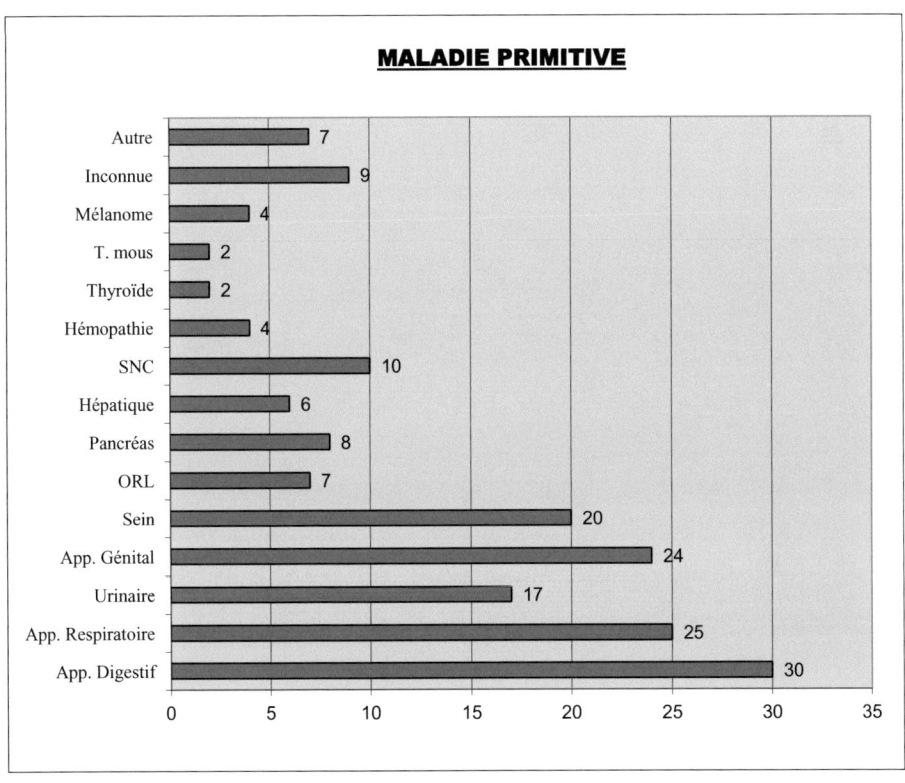

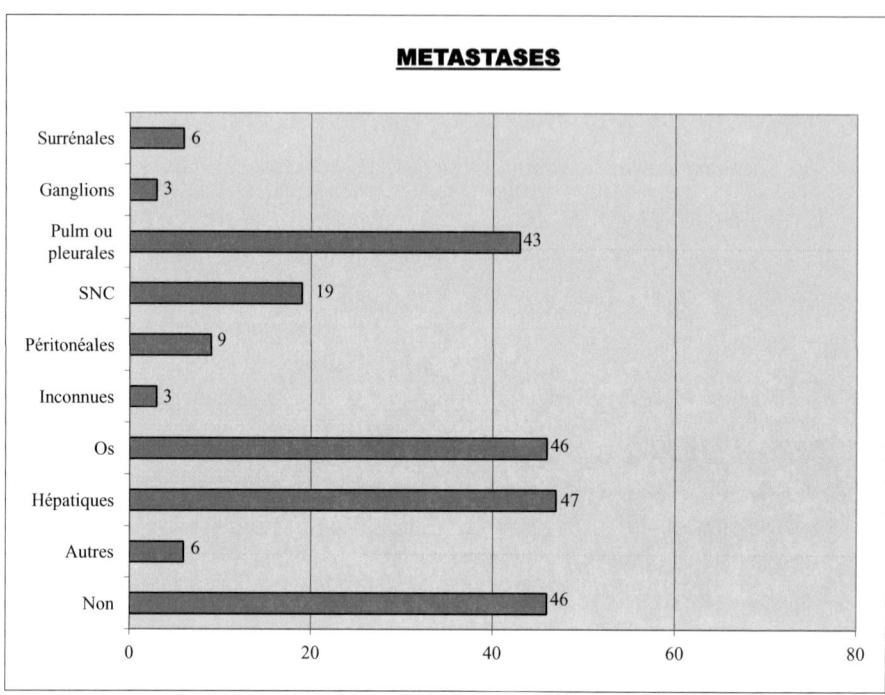

METASTASES

Surrénales	6
Ganglions	3
Pulm ou pleurales	43
SNC	19
Péritonéales	9
Inconnues	3
Os	46
Hépatiques	47
Autres	6
Non	46

La demande d'évaluation pour troubles respiratoires ne concernait que 5,3% des patients (le motif d'évaluation largement prédominant étant l'altération de l'état général, chez 104 patients sur 171, soit 60,8%), mais la dyspnée était retrouvée lors de l'évaluation dans 51% des cas (87/171 patients). Utilisant une échelle de 1 à 10 pour évaluer le stade de la dyspnée, nous avons retrouvé : 54% de dyspnée de stade 1 ou 2 (47 patients parmi les 87 patients dyspnéiques), 39% de stade 3 ou 4 (34/87), dans 7% des cas le stade n'était pas renseigné (6/87).

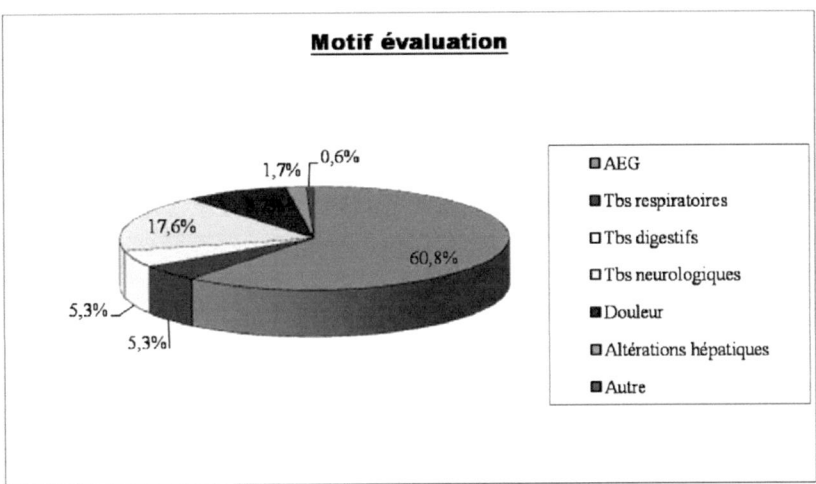

Motif évaluation

- AEG
- Tbs respiratoires
- Tbs digestifs
- Tbs neurologiques
- Douleur
- Altérations hépatiques
- Autre

0,6%
1,7%
17,6%
60,8%
5,3%
5,3%

92% des patients atteints d'un cancer primitif de l'appareil respiratoire présentaient une dyspnée (23/25), ainsi que 72% des patients porteurs d'atteintes pleurales ou pulmonaires secondaires (31/43).

Parmi les autres localisations primitives, l'incidence de la dyspnée a été retrouvée par ordre croissant selon le graphique suivant :

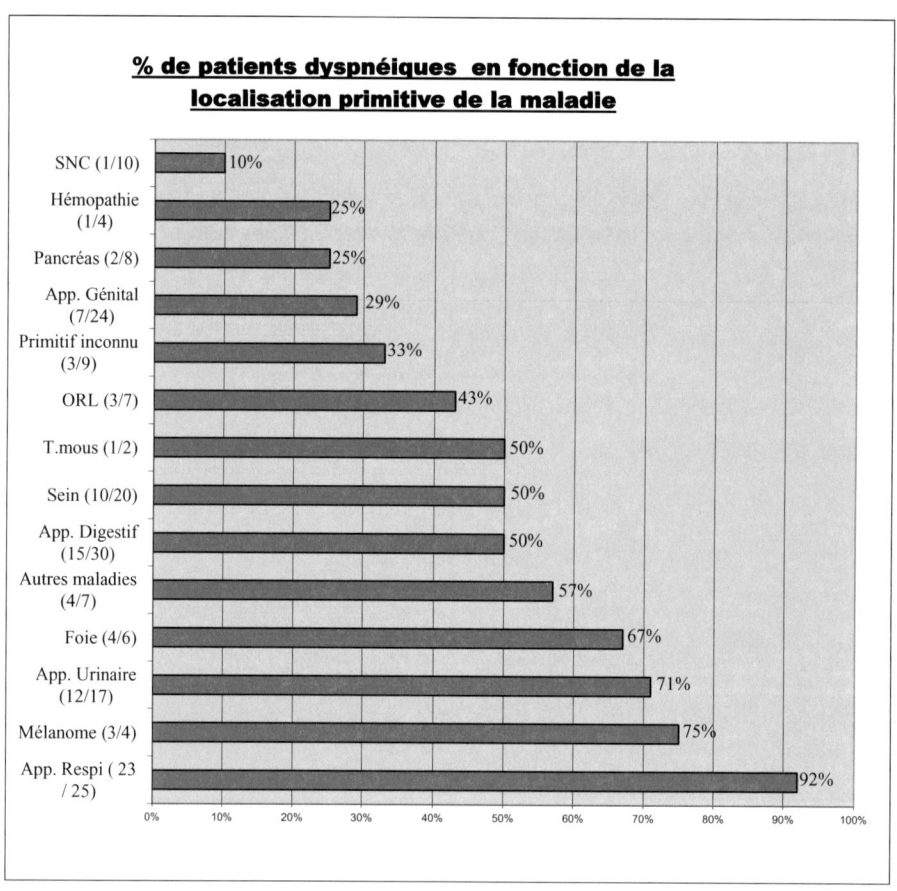

64,3% des patients dyspnéiques ont reçu de l'oxygène. En dehors de l'oxygène, un traitement spécifique de la dyspnée n'était mentionné que dans 24 dossiers, et comprenait le plus souvent des aérosols, une aspiration, de la kinésithérapie, des corticoïdes ou des antibiotiques. Dans un seul dossier une majoration de la dose de morphine était associée à une benzodiazépine dans le but de soulager la dyspnée.

Les traitements (oxygène ou autre) ont permis une amélioration de la dyspnée chez 19 patients (soit 21,8 %), avec dans 5,7% des cas une amélioration de 2 stades ou plus (5/87) sur l'échelle graduée de 0 à 10,dans 16,1% des cas une amélioration de 1 stade seulement. L'intensité de la dyspnée est restée stable dans 66,6% des cas (58/87), s'est majorée dans 4,6% des cas (4/87), l'évolution n'était pas renseignée dans 7% des dossiers (6/87).

Au cours de la phase ultime précédant le décès, on retrouvait une dyspnée dans 49,7% des cas (soit chez 85 patients/171), d'intensité modérée dans 41% des cas (70/171), majeure dans 8,7% des cas (15/171). Un encombrement était présent chez 56,7% des patients (97/171), modéré dans 45,6% des cas (78/171), majeur dans 11,1% des cas (19/171). Un traitement anti-sécrétoire à visée bronchique a été administré dans 22,8% des cas.

Le recours à la sédation en phase ultime concernait seulement 9 malades (soit 5,3%), les indications étant l'agitation terminale dans 5 cas (55,5%), la détresse respiratoire dans 3 cas (33,3%), l'indication n'était pas précisée dans le dernier cas.

III. Discussion.

La dyspnée est retrouvée dans 51% des cas lors de l'évaluation initiale chez les patients admis à la Mirandière, alors que les troubles respiratoires ne motivent la demande d'évaluation que dans 5,3% des cas, l'altération de l'état général étant la plainte initiale prédominante.

Cette fréquence de 51% de patients dyspnéiques correspond aux données de la littérature. Si l'AEG est le motif d'évaluation le plus fréquent, la dyspnée peut participer de cette altération tout en restant au second plan. Nous avons vu dans les articles publiés que la dyspnée devait être recherchée lors de l'interrogatoire par le médecin, sous peine d'être méconnue car souvent non exprimée spontanément par le malade.

L'évolution de la dyspnée au cours du séjour à la Mirandière est le plus souvent stable, malgré les traitements, ce qui n'est pas un mauvais résultat au vu des études retrouvant généralement une augmentation de la prévalence de la dyspnée et une aggravation de ce symptôme en fin de vie.

Concernant les traitements, il a été difficile d'analyser rétrospectivement les différentes méthodes utilisées, une étude prospective apporterait certainement des informations beaucoup plus précises à ce sujet. En effet nous n'avons retenu comme traitement de la dyspnée que ce qui était spécifié comme tel dans les dossiers, pour ne pas faire la confusion avec, par exemple, un traitement anti-hypertenseur ou anti-œdémateux.

Seule l'utilisation ou non de l'oxygène était portée de façon systématique dans tous les dossiers. 64,3% des malades dyspnéiques ont reçu de l'oxygène à un moment de leur séjour, ce qui semble être une proportion importante par rapport à l'efficacité discutée de cette thérapeutique d'après les différents auteurs.

L'utilisation des morphiniques semble plus avoir dans les dossiers pour indication le traitement de la douleur. Un seul dossier mentionnait de façon explicite que la majoration de la posologie de morphine, associée à une benzodiazépine, avait pour but de réduire la dyspnée. De même que pour les autres classes médicamenteuses (diurétiques, corticoïdes), l'évaluation plus précise des indications des opioïdes dans le contrôle de la dyspnée nécessiterait d'ouvrir une étude prospective chez les patients dyspnéiques, étudiant les variations de posologies et leurs indications précises.

Les sédatifs sont utilisés pour traiter l'angoisse de la dyspnée mais aussi l'angoisse de fin de vie. Là aussi il est difficile de faire la part des indications rétrospectivement.

L'utilisation des traitements anti-sécrétoires (scopolamine* le plus souvent, parfois scopoderm*) est mentionnée de façon systématique, ainsi que la visée digestive ou bronchique du traitement. L'utilisation des traitements anti-sécrétoires dans le but d'assécher les sécrétions respiratoires est de 22,8%, inférieure aux données de la littérature.

En ce qui concerne le recours à la sédation, nous avons considéré ici que la survenue d'une somnolence ou d'une altération de la conscience comme effet secondaire d'un traitement par hypnotique +/- morphinique donné dans le but de calmer un symptôme n'entrait pas dans le cadre d'une sédation. Les cas de sédation rapportés dans cette étude désignent une sédation active (parfois appelée sédation primaire dans la littérature).

Au cours de l'année 2003, 9 patients sur 171 (5,3%) ont nécessité une sédation à la Mirandière, l'indication étant la détresse respiratoire dans 3 cas sur 9. Ce résultat est dans la limite inférieure des données moyennes retrouvées dans la littérature.

L'analyse de la littérature portant sur les soins palliatifs montre que de nombreuses pratiques sont régulièrement rapportées pour essayer d'apporter une réponse satisfaisante aux situations extrêmes de souffrance en fin de vie, allant de l'administration de morphine à celle des barbituriques voire même l'utilisation d'anesthésiques généraux. Depuis les années 1980, l'équipe du St Christopher's Hospice diffuse ces techniques palliatives : association de morphine et de neuroleptiques sédatifs (chlorpromazine, méthotrimétazine).

En 1988, DE SOUZA et JEPSON publient une lettre dans le Lancet, décrivant l'utilisation d'une benzodiazépine hydrosoluble (midazolam) en perfusions sous-cutanées continues chez des patients en fin de vie nécessitant une sédation pour apaiser des symptômes qu'aucune autre méthode de soins palliatifs bien conduite ne parvenait à contrôler.

Depuis de nombreuses autres équipes ont fait part de leur expérience de l'utilisation du midazolam comme sédatif dans des indications diverses mais couramment retrouvées : angoisse extrême nocturne ou diurne, épisodes douloureux intenses et incontrôlables, détresse respiratoire terminale, myoclonies multifocales incontrôlables, état de mal épileptique, hémorragie grave cataclysmique.

La voie sous-cutanée est utilisée de manière préférentielle, mais les modalités d'application varient entre la perfusion continue, intermittente ou ponctuelle. L'anticipation de la prescription est toujours notée comme préférable. Depuis 1990, le midazolam est le produit le plus couramment utilisé, rarement seul, le plus souvent associé à des analgésiques (morphine majoritairement), corticoïdes, antispasmodiques, anxiolytiques adjuvants (neuroleptiques phénothiaziniques).

Tous les auteurs s'accordent pour reconnaître le caractère peu satisfaisant de cette prescription et pour en réserver l'indication à des situations extrêmes de fin de vie où il n'existe pas d'autre moyen thérapeutique connu à disposition, ou raisonnables à mettre en œuvre, pour soulager les symptômes du patient. Mais comme le souligne Claudia MAZZOCATO, ces données de la littérature sont parfois contradictoires et sujettes à controverse du fait que le terme de sédation n'est pas toujours clairement explicité par les auteurs et les modalités de cette dernière rarement décrites (somnolence consécutive à un traitement symptomatique, coma relatif à l'évolution de la maladie ou réellement induit pharmacologiquement). Ces différences de méthodologies expliquent sans doute la grande dispersion de fréquence du recours à la sédation dans la littérature.

Le recours à la sédation terminale varie selon les études de 3 à 52%, avec une moyenne de 8 à 10% pour la majorité des équipes.

Une étude de VENTAFRIDDA faite chez des patients suivis à domicile en Italie montre d'une fréquence de 52% de recours à la sédation dans les 48 heures qui précèdent le décès. Parmi les 120 malades suivis, 33 ont bénéficié d'une sédation pour dyspnée sévère. Dans une étude prospective, HIGGINSON observe 18 patients avec une dyspnée incontrôlable sur 86 au total. Dans une autre étude sur 200 malades lors des 48 dernières heures de vie, LICHTER et HUNT retrouvent 22% de dyspnée nécessitant une sédation pharmacologique. Dans la National Hospice Study en 1986, 28% des malades avaient une dyspnée moyenne ou sévère (36).

FAISINGER et al (28) ont passé en revue la pratique de la sédation dans quatre hospices en Israël, Espagne et Afrique du Sud. Les symptômes ayant nécessité le plus souvent le recours à la sédation étaient l'agitation délirante et la dyspnée. L'administration d'une sédation variait de 15% en Israël à 36% à Cape Town. Les différences culturelles semblent être un élément important à considérer dans les variabilités internationales du recours à la sédation.

En 1996, BURUCOA et al rapportent leur expérience de l'utilisation des hypnotiques en situations critiques de fin de vie. Ils ont le mérite de bien préciser les techniques utilisées, de les nommer avec une précision quasi anesthésique et d'en préciser les indications relatives :

« benzodiazep-analgésie » en cas de souffrance essentiellement somatique (midazolam-morphine)

« neurolept-analgésie » en cas de souffrance morale prédominante (méthotrimétazine-morphine).

La fréquence des symptômes respiratoires réfractaires a été particulièrement étudiée chez les malades atteints de cancer terminal. Quelles que soient les études, on retrouve d'après FONDRAS au minimum 20 à 25% de patients avec une dyspnée sévère amenant à l'utilisation de médicaments sédatifs. Il est classique de distinguer trois situations différentes :

- dyspnée d'aggravation croissante : il s'agit d'une dyspnée jugée intolérable par le malade, chez lequel les traitements habituels ont déjà été prescrits sans succès.
- dyspnée avec angoisse au agitation : ici la détresse psychique aggrave la dyspnée elle-même. Selon les équipes, la part de soutien et d'accompagnement et celle des médications sédatives sera variable.
- dyspnée asphyxique terminale. L'asphyxie terminale peut être relativement brutale par une complication prévisible ou non. Embolie pulmonaire, compression des voies aériennes, inhalation, hémoptysie sont les principales étiologies de cet événement dramatique(34).

Une étude menée à Taiwan (14) évalue la sédation chez des malades en phase terminale de cancer d'après trois caractéristiques : fréquence, relation aux symptômes intraitables, acceptabilité d'un point de vue éthique de la sédation par les patients, leurs familles et l'équipe médicale. 276 patients consécutifs de l'Unité de Soins

Palliatifs du National Taïwan University Hospital ont été inclus, entre août 98 et fin mai 99. Un formulaire été rempli chaque jour, incluant des données démographiques, la douleur et les scores des symptômes les plus fréquents, ainsi que le recours à une sédation en phase terminale.

27,9% des malades ont reçu une sédation. La sédation a été administrée pour soulager : agitation délirante chez 57,1% des patients, dyspnée 22,8%, douleur sévère 10%, insomnie 7,2%. Les produits utilisés étaient : halopéridol (50%), midazolam (24,3%), et des doses de morphine rapidement croissantes dans 12,9% des cas. Dans un peu moins de la moitié des cas (40,9%), la sédation a été réalisée avec le consentement du malade et de sa famille, et dans l'autre moitié celui de la famille seulement. La majorité des soignants et des familles ont estimé que l'administration d'une sédation était acceptable d'un point de vue moral et éthique.

Malgré les progrès dans le contrôle des symptômes chez les malades en phase terminale, certains symptômes ne sont pas correctement soulagés.

Les études suggèrent que la sédation est requise pour un certain nombre de patients dans le cadre de ces symptômes intraitables et insupportables. Dans l'étude taïwanaise, la dyspnée était le deuxième symptôme le plus fréquent nécessitant une sédation (22,8%). Malgré la prise en charge de la dyspnée par le soutien psychologique, l'oxygène, la morphine et les corticoïdes pour soulager la détresse, 16 malades ont nécessité une sédation.

La majorité des malades atteints de cancer souffre physiquement, psychologiquement et spirituellement en phase terminale. Une étude réalisée au Mémorial Sloan-Kettering Center a montré que 17% des patients parmi 180 malades avaient des idées suicidaires. Une autre étude rétrospective de COYLE et al a retrouvé des pensées suicidaires dans 20% des cas parmi 90 malades.

Une étude rétrospective (66), incluant 548 patients décédés dans une unité de soins palliatifs entre 95 et 2002, analyse la sédation dans les dernières 48 heures de vie. Les paramètres de cette étude étaient l'indication, le choix et le type de sédation, la prévalence de symptômes intolérables, la demande du patient d'une sédation, l'état de conscience et la capacité à communiquer pendant la sédation. L'évaluation critique comportait une comparaison entre les périodes de 95 à 99, et 2000 à 2002.

D'après les lignes de conduite internes de ce service, 14,6% (n = 80) des malades en soins palliatifs ont reçu une sédation par voie intraveineuse dans les dernières 48 heures de vie. La fréquence annuelle de l'administration d'une sédation a augmenté continuellement de 7% en 95 à 19% en 2002. Les principales indications étaient l'impossibilité de contrôler des symptômes physiques (dyspnée, problèmes gastro-intestinaux, douleur, saignements, agitation délirante) mais aussi des détresses plus psychologiques (attaques de panique, dépressions sévères, insomnies réfractaires et autres formes de décompensation affective). Les demandes de sédation en phase terminale de la part des patients et de leurs proches étaient significativement plus fréquentes pendant la période 2000 à 2002.

Les indications de sédation liées à une détresse psychologique prédominante et liées à des symptômes réfractaires physiques n'étaient pas significativement différentes pendant les deux périodes d'observation. On a cependant noté une tendance croissante des indications liées à une détresse psychologique dans les trois dernières années. Entre 2000 et 2002 les demandes de sédation de la part des patients dans les derniers jours de vie ont augmenté de 19 à 34% .

Les résultats de ces études indiquent que la sédation devient un problème de plus important en Soins Palliatifs, mettant en balance les souhaits et les besoins des patients d'une part, l'intégrité des médecins d'autre part. « Puisque la sédation terminale rend plus difficile la distinction avec l'euthanasie ou le suicide médicalement assisté... la distinction cruciale est dans l'intention du médecin » (66).

La sédation apparaît comme une préoccupation centrale des équipes de soins palliatifs car elle met en cause les fondements même de leur pratique. En effet l'objectif, maintes fois réitéré, des soins palliatifs est de « soulager la souffrance, les symptômes, d'assurer le confort et la qualité de vie du malade et de ses proches, de manière à aider les malades et leurs familles à utiliser au mieux les jours qui leur restent », sous-tendu par une philosophie de soins qui est de tout faire pour respecter l'homme dans sa personnalité et sa conscience jusqu'à son décès. Il n'est pas souhaité ni altérer la conscience du malade lorsqu'il existe d'autres alternatives thérapeutiques, ni prescrire des traitements insuffisamment efficaces.

Nous sommes en plein cœur d'un défi clinique et éthique, qui impose de préciser les situations auxquelles s'adresse la sédation et de la limiter à des situations extrêmes ou à des symptômes réfractaires. CHERNY et al définissent le symptôme réfractaire « comme un symptôme ne pouvant être contrôlé adéquatement en dépit d'efforts actifs pour identifier une thérapeutique tolérable, qui ne compromet pas la fonction de relation du patient ». Lorsqu'un symptôme est reconnu comme réfractaire, un certain nombre de considérations cumulatives sont nécessaires pour que l'on puisse recourir à l'induction d'un sommeil pharmaco-induit :
- le patient accepte la sédation ou en fait lui-même la demande
- les proches sont informés
- la sédation est l'objet d'une concertation au sein de l'équipe soignante
- le sommeil est réversible et sa profondeur adaptée à la situation
- les traitements symptomatiques, les soins et l'accompagnement du patient et de ses proches sont poursuivis.

Si la sédation soulève tellement de questions parmi les équipes de soins palliatifs, c'est essentiellement parce qu'elle n'est pas sans rappeler l'utilisation des « cocktails lytiques » de triste mémoire.

Peut-on craindre avec l'association de midazolam et de morphine, de nous retrouver, selon l'expression célèbre de VERSPIEREN, « sur la pente de l'euthanasie » ? D'après l'EAPC (Ethics Tasks Force), la sédation terminale ou palliative dans ce contexte de mort imminente doit être clairement distinguée de l'euthanasie. Dans le cadre d'une sédation, l'intention est de soulager une souffrance intolérable, la procédure utilise des substances pour contrôler un ou des symptômes, le résultat attendu est le soulagement de la détresse. Dans le cadre de l'euthanasie, l'intention est de tuer le patient, la procédure utilise l'administration de substances létales, le résultat attendu est le décès immédiat.

Même si la pratique des soins palliatifs tend à faire diminuer les demandes d'euthanasie, elle ne les fera pas disparaître.

Une autre question se pose : l'utilisation de midazolam raccourcit-elle la durée de vie des patients ? Il est bien sûr difficile de répondre à une telle question car il est impossible de prévoir la quantité de vie restante à un patient en stade terminal. Si l'on se réfère aux durées de séjour des patients recevant une sédation par rapport à ceux qui n'en reçoivent pas, tant en USP qu'en hôpital, il n'est pas mis en évidence d'écart significatif dans la survie des patients. Dans les 2 études citées plus haut [étude taiwanaise (14) et étude de MULLER-BUSCH et al (66)], le délai de survenue du décès n'était pas significativement différent entre les malades sédatés et non-sédatés.

Pour P VERSPIEREN, l'évaluation éthique doit tenir compte de la nature et de la durée de la narcose. Cette dernière, assimilée à une neuroleptanalgésie, ou à une anesthésie vigile, voire même à l'utilisation d'une benzodiazépine à but anxiolytique, ne pose pas de problème éthique. Cette réflexion est la trame du raisonnement éthique mené par le Pape PIE XII en 1957. « L'utilisation de benzodiazépines procurant un endormissement pour une durée brève, s'il correspond à des indications précises, ne soulève aucune difficulté d'ordre éthique…/…leur emploi précoce, à bon escient éviterait bien des dilemmes et pourrait prévenir le recours à des déconnexions jusqu'à la mort ».

Pour ce qui est de l'induction d'une narcose discontinue, ménageant des phases d'éveil propices à la communication, l'analyse éthique rejoint les conclusions précédentes.

La poursuite de la narcose jusqu'à la mort soulève plus de questions, de discussions et ouvre sur le doute voire la suspicion entre narcose et euthanasie.

Même si la narcose apparaît comme insatisfaisante et nécessite réflexion avant d'être instituée, elle semble justifiée et acceptée dans les cas de symptômes physiques réfractaires. Il n'en va plus tout à fait de même dans les cas de souffrance morale. Dans ce cas, il existe toujours une discussion, un doute, un soupçon pour savoir si tout ce qu'il était possible de faire avait été fait.

La sédation complète, la narcose, diffèrent de l'euthanasie en ce que l'intention est différente. Le recours à la narcose vise la suppression de la souffrance tout en acceptant le risque d'une survie diminuée.

Pour traiter ces contradictions éthiques, la notion de double effet est le plus souvent invoquée. Cette notion tire son origine de la doctrine morale de Saint-Thomas d'Aquin. Daniel Callahan, directeur du Hastings Center, en formule ainsi l'idée : on peut accomplir un acte ayant à la fois un bon et un mauvais effet seulement si le bon effet est supérieur au mauvais et si, de surcroît, au moins quatre autres conditions ont été remplies :

1) l'acte en lui-même doit être bon ou moralement neutre, ou tout au moins ne doit pas être interdit,

2) le mauvais effet ne doit pas être un moyen de produire le bon effet, mais doit être simultané ou en résulter,

3) le mauvais effet prévu ne doit pas être intentionnel ou approuvé, mais simplement permis,

4) l'effet positif recherché doit être proportionnel à l'effet indésirable.

Il est donc moralement justifié d'accomplir des actes qui entraînent certaines conséquences négatives. Pour parler concrètement, on va considérer inacceptable de donner une injection mortelle à un patient en phase terminale dans le but d'abréger ses souffrances, mais acceptable de donner des médicaments pour soulager la dyspnée, même si ceux-ci vont hâter la mort du patient (36).

CONCLUSION

La dyspnée est l'un des problèmes les plus fréquemment rencontrés dans les cancers avancés, après la douleur et les problèmes nutritifs, touchant 21 à 78% des patients de soins palliatifs. Au stade terminal, elle est en général un facteur de mauvais pronostic, laissant prévoir une mort imminente.

L'origine physiopathologique de la dyspnée est encore peu claire, et il est important de réaliser qu'il s'agit d'une expérience subjective, consciente et multifactorielle, intégrant des éléments physiques et des composants affectifs.

C'est de ce fait le symptôme le plus éprouvant pour le malade, sa famille et l'équipe soignante. Il peut dominer complètement la vie du malade, avec des répercussions très négatives sur la qualité de vie, affectant la capacité du patient à accomplir les activités de la vie quotidienne, limitant sévèrement la mobilité et provoquant des sentiments d'anxiété intense.

Le principal problème réside dans l'efficacité limitée des traitements proposés actuellement. Dans une étude portant sur 289 patients dyspnéiques du St Joseph's Hospice à Londres, LAMBERTON [cité par MAZZOCATO (62)] évalue à 36% l'efficacité globale des traitements. D'autres études sont encore plus sévères dans leur appréciation.

En général, la prise en charge du patient dyspnéique atteint d'un cancer consiste en des mesures générales, des stratégies non-pharmacologiques, des interventions spécifiques dans certains cas, et des interventions pharmacologiques non spécifiques dans de nombreux cas.

Les opiacés ont démontré leur efficacité malgré une marge thérapeutique étroite. L'oxygène doit être administré chaque fois qu'il est demandé par le patient. Le recours aux sédatifs est parfois nécessaire, soit par l'intensité du symptôme, soit par l'urgence.

Si ces traitements semblent procurer un soulagement dans un certain nombre de situations, de nombreuses questions persistent à leur sujet. Quelles sont les doses optimales, leur efficacité à long terme ou encore les facteurs prédictifs de bonne réponse ? Il n'existe que très peu d'études contrôlées ayant évalué les stratégies à disposition, en particulier chez les patients cancéreux. Il est par ailleurs possible que d'autres agents pharmacologiques, qui n'ont jusqu'ici jamais été utilisés dans ce type d'indications, aient un potentiel thérapeutique. Il est donc impérieux de développer la recherche dans ce domaine, par le biais d'études multicentriques (62).

L'étude rétrospective réalisée à partir des dossiers de 171 patients consécutifs admis à La Mirandière au cours de l'année 2003 montre des données correspondant à celles des études publiées en terme de fréquence de la dyspnée et d'efficacité des traitements. Ceux-ci ne sont peut-être pas suffisamment explicités, et une étude prospective permettrait de mieux connaître l'évaluation et la prise en charge de la dyspnée au sein de l'USP La Mirandière, en particulier en ce qui concerne les doses de morphiniques utilisées comme traitement spécifique de la dyspnée.

En terme de recours à la sédation, La Mirandière se situe dans la limite inférieure des chiffres retrouvés dans les différentes publications, suggérant une attention particulière apportée à la relation avec les malades et leurs familles, au soulagement de l'angoisse, permettant de limiter les situations de détresse et d'urgence.

D'après le Dr BEAL, médecin responsable de l'USP La Mirandière : « Dans de telles conditions où l'impression d'impuissance risque de compromettre la nécessaire collaboration tripartite (patient-famille-équipe soignante), entamer le climat de confiance indispensable à une prise en charge difficile et laisser un souvenir d'échec, la démarche des soins palliatifs prend toute son importance. Une présence apaisante, une ambiance calme et un climat de vérité partagée sont les éléments indissociables d'une prise en charge technique dont les résultats appréciés par les accompagnants paraissent imparfaits.

Une réflexion éthique est indispensable du fait des situations extrêmes de détresse morale et physique imposant une sédation active parfois poursuivie jusqu'au décès du patient. Les buts de la thérapeutique doivent être clairement exposés, expliqués et faire l'objet d'un consensus entre l'équipe et la famille de manière à éviter les mauvaises interprétations des gestes effectués.

La prise en charge de la dyspnée est un véritable défi à relever par une recherche active et une coopération efficace des différentes spécialités concernées. »

BIBLIOGRAPHIE

1 - AHMEDZAI S. Palliation of respiratory symptoms. In : Oxford Textbook of Palliative Medecine by DOYLE D, HANKS GW, MacDONALD N. Oxford Medical Publications University Press, 1993 : 349-378.

2 - ALTOSE MD. Assessment and management of breathlessness. Chest 1985 ; 88 (2 Suppl) : 77S-83S.

3 - BEAL JL. Conduite à tenir devant une dyspnée en soins palliatifs. Etude personnelle non publiée.

4 - BEAL JL. La Sédation. Etude personnelle non publiée.

5 - BOUNON L. Aspects psychologiques de la prise en charge de la dyspnée en Soins Palliatifs : soutien ? Etude personnelle non publiée. Cours du DIU Dijon-Nancy.

6 - BENNETT M, LUCAS V, BRENNAN M, HUGHES A, O'DONNELL V, WEE B. Using anti-muscarinic drugs in the management of death rattle: evidence-based guidelines for palliative care. Palliat Med 2002 ; 16 : 369-374.

7 - BOOTH S, WADE R. Oxygen or air for palliation of breathlessness in advanced cancer. J R Soc Med 2003 ; 96 (5) : 215-218.

8 - BOUTIN C. La symphyse pleurale par talcage sous thoracoscopie. Rev Franc Mal Resp 1989 ; 6 : 91-93.

9 - BRUERA E, MacMILLAN K, PITHER J, MacDONALD RN. Effects of morphine on the dyspnea of terminal cancer patients. J Pain Symptom Manage 1990 ; 5 (6) : 341-344.

10 - BRUERA E, DE STOUTZ N, VELASCO-LEIVA A, SCHOELLER T, HANSON J. Effects of oxygen on dyspnoea in hypoxaemic terminal-cancer patients. Lancet 1993 ; 342 : 13-14.

11 - CAMBERLEIN Y, NATALI F et sous commission « Dyspnée et soins palliatifs » de la SOFRED. Dyspnée et soins palliatifs. Congrès de la SOFRED PARIS 1993.

12 - CELEBIOGLU B, GURKAN OU, ERDOGAN S, SAVAS I, KOSE K, KURTMAN C, GONULLU U. High dose rate endobrachial brachytherapy effectively palliates symptoms due to inoperable lung cancer. Jpn J Clin Oncol 2002 ; 32 (11) : 443-448.

13 - CHEVROLET JCL. Physiopathologie de la dyspnée. Méd et Hyg 1994 ; 52 : 2245-52.

14 - CHIU TY, HU WY, LUE B-H, CHENG SY, CHEN CY. Sedation for refractory symptoms of terminel cancer patients in Taiwan. J Pain Symptom Manage 2001 ; 21 (6) : 467-472.

15 - CHRUBASIK J, GELLER E, NIV D, ZINDLER M. Morphine inhalation versus intravenous infusion in pain treatment after abdominal surgery (Abstract). Anesth Analg 1987 ; 66 : S29.

16 - CHRUBASIK J, WÜST H, FRIEDRICH G, GELLER E. Absorption and bioavailability of nebulized morphine. Br J Anaest 1988 ; 61 : 228-230.

17 - COHEN MH, ANDERSON AJ, KRASNOW SH, SPAGNOLO SV, CITRON ML, PAYNE M, FOSSIECK BE. Continuous intravenous infusion of morphine for severe dyspnea. Southern Medical Journal 1991 ; 84 (2) : 229-234.

18 - CORDIER JF. Les dyspnées de diagnostic difficile. In : Diagnostics difficiles en médecine interne, sous la direction de ROUSSET H, VITAL DURAND D. Paris : Maloine, 1995 : 29-50.

19 - CORNER J, PLANT H, A'HERN R, BALLEY C. Non-pharmacological intervention for breathlessness in lung cancer. Palliat Med 1996 ; 10 : 229-305.

20 - COWAN JD, PALMER TW. Practical guide to palliative sedation (Abstract). Curr Oncol Rep 2002 ; 4 (3) : 242-249.

21 - COWCHER K , HANKS G. Long term management of respiratory symptoms in advanced cancer. J Pain Symptom Manage 1990 ; 5 (5) : 320-330.

22 - DAVIS C. Place des aérosols dans le soulagement des symptômes respiratoires dans le cancer. European Journal of Palliative Care 1995 ; 2 (1) : 9-15.

23 - DAVIS C. The use of nebulized opioids for breathlessness. Palliat Med 1995 ; 9 (2) : 169-170.

24 - DAVIS C. Palliation of breathlessness. Cancer Treat Res 1999 ; 100 : 59-73.

25 - DE CONNO F, SPOLDI E, CARACENI A, VENTAFRIDDA V . Does pharmacological treatment affect the sensation of breathlessness in terminal cancer patients ? Palliat Med 1991 ; 5 : 237-243.

26 - DUDGEON DJ. Managing dyspnea and cough. Hematol Oncol Clin North Am 2002 ; 16 (3) : 557-577.

27 - FAISINGER R, MILLER MJ, BRUERA E. Symptom control during the last week of life on a palliative care unit. J Palliat Care 1991 ; 7 (1) : 5-11.

28 - FAISINGER R, DeMOISSAC D, MANCINI I, ONESCHUK D. Sedation for delirium and other symptoms in terminally ill patients in Edmonton. J Palliat Care 2000 ; 16 (2) : 5-10.

29 - FARNCOMBE M, CHATTER S. Case studies outlining use of nebulized morphine for patients with end-stage chronic lung and cardiac disease. J Pain Symptom Manage 1993 ; 8 (4) : 221-225.

30 - FARNCOMBE M, CHATTER S. Clinical application of nebulized opioids for treatment of dyspnoea in patients with malignant disease. Support Care Cancer 1994 ; 2 : 184-187.

31 - FARNCOMBE M, CHATTER S, GILLIN A. The use of nebulized opioids for breathlessness: a chart review. Palliat Med 1994 ; 8 : 306-312.

32 - FARNCOMBE M, CABOT PJ. Relieving breathlessness with nebulized morphine. Palliat Med 1995 ; 9 (2) : 169.

33 - FENTIMAN IS. Diagnosis and treatment of malignant pleural effusions. Cancer Treat Rev 1987 ; 14 : 107-118.

34 - FILSHIE J, PENN K, ASHLEY S, DAVIS CL. Acupuncture for the relief of cancer-related breathlessness. Palliat Med 1996 ; 10 : 145-150.

35 - FITTING JW. Traitement palliatif de la dyspnée. Med et Hyg 1994 ; 52 : 2261-2264.

36 - FONDRAS JC. Situations respiratoires critiques, sédation, enjeux éthiques. Etude personnelle non publiée.

37 - GLEESON C, SPENCER D. Blood transfusion an dits benefits in palliative care. Palliat Med 1995 ; 9 (4) : 307-313.

38 - HARDY J. Sedation in terminally ill patients. Lancet 2000 ; 356 (9245) : 1866-1867.

39 - HATELY J, LAURENCE V, SCOTT A, BAKER R, THOMAS P. Breathlessness clinics within specialist palliative care settings can improve the quality of life and functional capacity of patients with lung cancer. Palliat Med 2003 ; 17 (5) : 410-417.

40 - HENTELEFF PD. Dyspnea management : « To take into the air my quiet breath ». Journal of Palliative Care 1989 ; 5 (4) : 52-54.

41 - HEYSE-MOORE L, ROSS V, MULLEE MA. How much of a problem is dyspnoea in advanced cancer ? Palliat Med 1991 ; 5 : 20-26.

42 - HEYSE-MOORE L. Respiratory symptoms. In : The management of terminal malignant disease by SAUNDERS C., SYKES N. 3° éd. London : ARNOLD Eds, 1993 : 76-87.

43 - HEYSE-MOORE L, BEYNON T, ROSS V. Does spirometry predict dyspnoea in advanced cancer ? Palliat Med 2000 ; 14 (3) : 189-195.

44 - HIGGINSON I, McCARTHY M. Measuring symptoms in terminal cancer: are pain and dyspnoea controlled ? J R Soc Med 1989 ; 82 : 264-267.

45 - JONES DK. Massive haemoptysis. BMJ 1990 ; 300 : 889-890.

46 - KILLIAN KJ. The objective measurement of breathlessness. Chest 1985 ; 88 (2 Suppl) : 84S-90S.

47 - KVALE PA, SIMOFF M, PRAKASH UB; AMERICAN COLLEGE OF CHEST PHYSICIANS. Lung cancer. Palliative care. Chest 2003 ; 123 (1 Suppl) : 284S-311S.

48 - LANUKE K, FAISINGER RL, DeMOISSAC D, ARCHIBALD J. Two remarkable dyspneic men: when should terminal sedation be administred ? J Palliat Med 2003 ; 6 (2) : 277-281.

49 - LEE P, KUPELI E, MEHTA AC. Therapeutic bronchoscopy in lung cancer. Laser therapy, electrocautery, brachytherapy, stents, and photodynamic therapy. Clin Chest Med 2002 ; 23 (1) : 241-256.

50 - LEGRAND SB, WALSH D. Palliative management of dyspnea in advanced cancer. Curr Opin Oncol 1999 ; 11 (4) : 250-254.

51 - LEGRAND SB. Dyspnea: the continuing challenge of palliative management. Curr Opin Oncol 2002 ; 14 (4) : 394-398.

52 - LEGRAND SB, KHAWAM EA, WALSH D, RIVERA NI. Opioids, respiratory function, and dyspnea. Am J Hosp Palliat Care 2003 ; 20 (1) : 57-61.

53 - McGAVIN CR, ARTVINLI M, NAOE H, McHARDY GJR. Dyspnoea, disability, and distance walked: comparison of estimates of exercise performance in respiratory disease. Br Med J 1978 ; 2 : 241-243.

54 - McIVER B, WALSH D, NELSON K. The use of chlorpromazine for symptom control in dying cancer patients. J Pain Symptom Manage 1994 ; 9 (5) : 341-345.

55 - McNAMARA P, MINTON M, TWYCROSS R. Use of midazolam in palliative care. Palliat Med 1991 ; 5 : 244-249.

56 - MAHLER DA, WEINBERG DH, WELLS CK, FEINSTEIN AR. The measurement of dyspnea. Chest 1984 ; 85 (6) : 751-758.

57 - MARCANT D., ODIER C. De la dyspnée aiguë au râle du mourant. In : Annales de soins palliatifs, sous la direction de ROY DJ., CHRAPIN. Tome 3 : Soulagement des symptômes et approche palliative. Montréal : Collection Amarylis, 1995 : 43-52.

58- MARIN I, ANDRIEU JM, CHRETIEN J. Cancers bronchopulmonaires: approche médicale des dernières semaines de vie. Ann Med Interne 1987 ; 138 (2) : 90-95.

59 - MARKOWITZ AJ, RABOW M. Management of dyspnea in patients with far-advanced lung disease. JAMA 2002 ; 287 (17) : 2261.

60 - MASTERS NJ, BENNETT MRD, WEDLEY JR. Nebulised morphine: a new delivery method for pain relief. The Practitionner 1985 ; 229 : 649-653.

61 - MAZZOCATO C, STEINER N. Contrôle des symptômes en soins palliatifs : la dyspnée terminale. Med et Hyg 1992 ; 50 : 1164-1170.

62 – MAZZOCATO C. Traitements médicamenteux symptomatiques de la dyspnée en soins palliatifs. Etude personnelle non publiée.

63 - MICHARD P, MARIN I, CAMBERLEIN Y, ABIVEN M. Soins palliatifs des malades en phase terminale. Ann Med Interne 1990 ; 141 (4) : 313-318.

64 - MORRIS HG. Mechanisms of glucocorticoid action in pulmonary disease. Chest 1985 ; 88 (2 Suppl) : 133S-141S.

65 - MUERS MF. Opioids for dyspnoea. Thorax 2002 ; 57 (11) : 922-923.

66 - MULLER-BUSCH HC, ANDRES I, JEHSER T. Sedation in palliative care - a critical analysis of 7 years experience. BMC Palliat Care 2003 ; 2 (2): article sur internet.

67 - MUZA SR, SILVERMAN MT, GILMORE GC, HELLERSTEIN HK, KELSEN SG. Comparison of scales used to quantitate the sense of effort to breathe in patients with chronic obstructive pulmonary disease. Am Rev Respir Dis 1990 ; 141 : 909-913.

68 – NATALI F, GHARBI. Les traitements étiologiques des dyspnées. Etude personnelle non publiée.

69 - NELSON K, WALSH D. Management of dyspnea in advanced cancer. Cancer Bull 1991 ; 43 : 423-426.

70 - NOSEDA A, YERNAULT JC. Quantifier la dyspnée. Presse Med 1994 ; 23 (33) : 1527-1532.

71 - PERKIN RM, RESNIK DB. The agony of agonal respiration: is the last gasp necessary ? J Med Ethics 2002 ; 28 (3) : 164-169.

72 - POTTER J, HAMI F, BRYAN T, QUIGLEY C. Symptoms in 400 patients referred to palliative care services : prevalence and patterns. Palliat Med 2003 ; 17 (4) : 310-314.

73 - PRESS OW, LIVINGSTON R. Management of malignant pericardial effusion and tamponade. JAMA 1987 ; 257 (8) : 1088-1092.

74 - QUELCH PC, FAULKNER DE, YUN JWS. Nebulized opioids in the treatment of dyspnea. J Palliat Care 1997 ; 13 (3) : 48-52.

75 - REGNARD C, AHMEDZAI S. Dyspnoea in advanced cancer – a flow diagram. Palliat Med 1990 ; 4 : 311-315.

76 - REUBEN DB, MOR V. Dyspnea in terminally ill cancer patients. Chest 1986 ; 89 (2) : 234-236.

77 - REUBEN DB, MOR V, HIRIS J. Clinical symptoms and length of survival in patients with terminal cancer. Arch Intern Med 1988 ; 148 : 1586-1591.

78 - RICHARD MS, BERTOLINO M. La dyspnée en soins palliatifs. In : Annales de Soins Palliatifs, sous la direction de ROY DJ., CHRAPIN. Tome 3 : Soulagement des symptômes et approche palliative. Montréal : Collection Amarylis, 1995 : 21-41.

79 - RIPAMONTI C. Management of dyspnea in advanced cancer patients. Support Care Cancer 1999 ; 7 (4) : 233-243.

80 - RIPAMONTI C, FUSCO F. Respiratory problems in advanced cancer. Support Care Cancer 2002 ; 23 (1) : 241-256.

81 - ROUSSEAU P. The ethical validity and clinical experience of palliative sedation. Mayo Clin Proc 2000 ; 75 : 1064-1069.

82 - ROUSSOS C. Function and fatigue of respiratory muscles. Chest 1985 ; 88 (2 Suppl) : 124S-132S.

83 - SCULLIER JP, FELD R. Superior vena cava obstruction syndrome: recommendations for management. Cancer Treat Rev 1985 ; 12 : 209-218.

84 - SHARP JT. Therapeutic considerations in respiratory muscle function. Chest 1985 ; 88 (2 Suppl) : 118S-123S.

85 - STARK RD. Dyspnoea: assessment and pharmacological manipulation. Eur Respir J 1988 ; 1: 280-287.

86 - STRAUSS C, SIMILOWSKI T, DERENNE JP. Mécanismes et diagnostic des dyspnées. Encyclop Med Chir (Elsevier, Paris). Pneumologie, 6-090-E-15, 1998, 7p.

87 - STRIJBOS JH, SLUITER HJ, POSTMA DS, GIMENO F, KOETER GH. Objective and subjective performance indicators in COPD. Eur Respir J 1989 ; 2 : 666-669.

88 - TATTERSALL MHN, BOYER MJ. Management of malignant pleural effusions. Thorax 1990 ; 45 : 81-82.

89 - TAGUCHI N, ISHIKAWA T, SATO J, NISHINO T. Effects of induced metabolic alkalosis on perception of dyspnea during flow-resistive loading. J Pain Symptom Manage 1996 ; 12 (1): 11-17.

90 - TOBIN MJ. Dyspnea. Pathophysiologic basis, clinical presentation, and management. Arch Intern Med 1990 ; 150 : 1604-1613.

91 - TOOMS A, McENZIE A, GREY H. Nebulized morphine. Lancet 1993.

92 - TWYCROSS R. Dyspnée et autres symptômes. In : Therapeutics in Terminal Cancer by TWYCROSS R., LACK S.A. 2° éd. Edimbourg : Churchill Livingston, 1990.

93 – VASSE D. Soigner et/ou guérir. Conférence du 6 avril 1993. Centre de bio-éthique. Université Catholique de Lyon.

94 - WALSH D. Dyspnoea in advanced cancer. Lancet 1993 ; 342 : 450-451.

95 - WEDZICHA JA, PEARSON MC. Management of massive haemoptysis. Respiratory Medicine 1990 ; 84 : 9-12.

ANNEXES

TABLEAU 1 : REVUE DES QUALIFICATIFS DE LA DYSPNEE ASSOCIES A DES CONDITIONS PARTICULIERES, D'APRES P.M.SIMON [CITE PAR CHEVROLET (13) ET MAZZOCATO (59)].

Volontaires normaux

Sentiments*	Apnée	Δ CO2	V ciblée	Résist.	Elast.	Δ CRF	Δ VT	Effort
Respiration rapide		+				+	+	+
Expiration difficile						+		
Effort de concentration			+				+	
Respiration superficielle							+	
Respiration laborieuse		+		+				
Suffocation								
"Faim d'air"	+		+	+	+			
Thorax lourd								
"Gasping"								+

Malades

Sentiments*	Vasc.	Neuro	Grossesse	Mal.interstitielles	Asthme	BPCO
Respiration rapide	+	+			+	
Expiration difficile					+	
Respiration courte		+				
Respiration laborieuse		+		+	+	+
Suffocation		+				
"Faim d'air"		+	+			+
Constriction thoracique						
"Thorax lourd"					+	

Légende tableau 1 :

*Corrigé pour un facteur d'intensité de la dyspnée (échelle de Borg modifiée).

Abréviations : Δ VCO2 : épreuve d'hypercapnie ; V ciblée : hyperventilation avec imposition d'une ventilation définie ; Résist., Elast. : résistance, élastance inspiratoire ; Δ CRF, Δ VT : augmentation de la capacité vitale fonctionnelle ou du volume courant ; Vasc. neuro : maladies cardio-vasculaires, neurologiques ; Mal. Interstitielles : maladies pulmonaires interstitielles ; BPCO : bronchopneumopathies obstructives chroniques.

TABLEAU 2 : PREVALENCE DES SYMPTOMES AU MOMENT DE L'EVALUATION INITIALE [D'APRES REUBEN ET MOR (77)].

Symptômes	% de patients présentant le symptôme
Problèmes alimentaires ou anorexie	79,4
Perte de poids au cours des 2 dernières semaines	75
Sécheresse buccale	73,5
Constipation	54,4
Dyspnée	52,8
Douleur osseuse	50,8
Nausées	44,1
Troubles de déglutition	43,4
Vertiges	38,1
Fièvre	27,8
Diarrhée	24,8
Manifestations hémorragiques	13,1
Désorientation modérée ou sévère	11,6
Douleur intense non contrôlée	11

TABLEAU 3 : PREVALENCE DE LA DYSPNEE DANS LES 6 DERNIERES SEMAINES DE VIE [D'APRES REUBEN ET MOR (76)].

Total	T3, n* (%)	T2, n (%)	T1, n (%)
Intensité "spontanément exprimée" de la dyspnée	427/872 (49)	638/1160 (55)	878/1372 (64)
horrible	22 (3,8)	54 (7,4)	51 (8,4)
sévère	69 (11,8)	83 (11,4)	92 (15,1)
modérée	75 (12,8)	90 (12,3)	69 (11,3)
légère	122 (20,9)	167 (22,9)	138 (22,6)
aucune	296 (50,7)	335 (46)	260 (42,6)

Légende : T1 : évaluation réalisée environ 7 jours avant le décès ; T2 : évaluation réalisée environ 21 jours avant le décès ; T3 : évaluation réalisée entre 35 et 42 jours avant le décès. * : nombre de patients dyspnéiques/nombre de patients évalués.

TABLEAU 4 : NOMBRE DE SEMAINES DE SOINS DES PATIENTS EN FONCTION DES SYMPTOMES PREDOMINANTS A L'ENTREE [D'APRES HIGGINSON ET McCARTHY (44)].

Nombre de semaines de soin	Symptôme principal douleur (n = 35)	dyspnée (n = 13)	faiblesse (n = 11)	autres symptômes (n = 22)	aucun symptôme (n = 3)
< 2	2	6	3	6	1
3 à 4	8	2	1	6	2
5 à 7	10	1	4	6	0
> 8	15	4	3	4	0
Nombre moyen de semaines de soin	7	3	5	4	3

TABLEAU 5 : PREVALENCE DE LA DYSPNEE ET COMPARAISON DE LA DUREE DE VIE EN FONCTION DU DEGRE DE SEVERITE DE LA DYSPNEE ET DU SEXE [D'APRES HEYSE-MOORE (41)].

Intensité de la dyspnée (0-3)	Hommes			Femmes			2 sexes		
	n	%	Survie moyenne (jours)	n	%	Survie moyenne (jours)	n	%	Survie moyenne (jours)
0	42	19,2	19	48	21,9	24	90	41,1	21
1	23	10,5	14	28	12,8	18	51	23,3	17
2	26	11,9	9	17	7,8	7,5	43	19,6	8
3	13	5,9	5	12	5,5	2	25	11,4	3
Non évaluée	4	1,8	6,5	6	2,7	3	10	4,6	3
Total	108	49,3	11	111	50,7	11	219	100	11

FIGURE 1 : LES CENTRES RESPIRATOIRES CENTRAUX [D'APRES AHMEDZAI (1)].

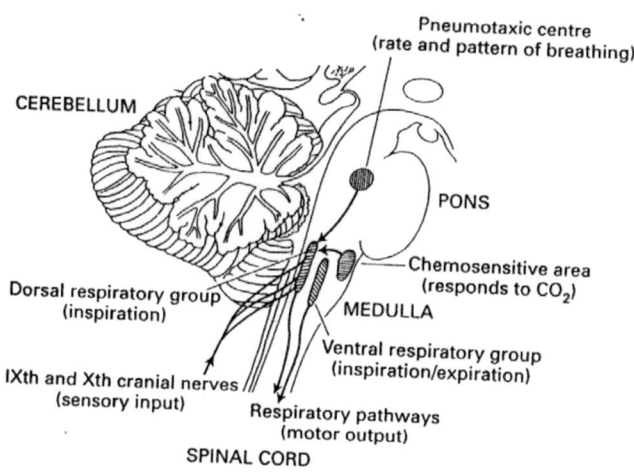

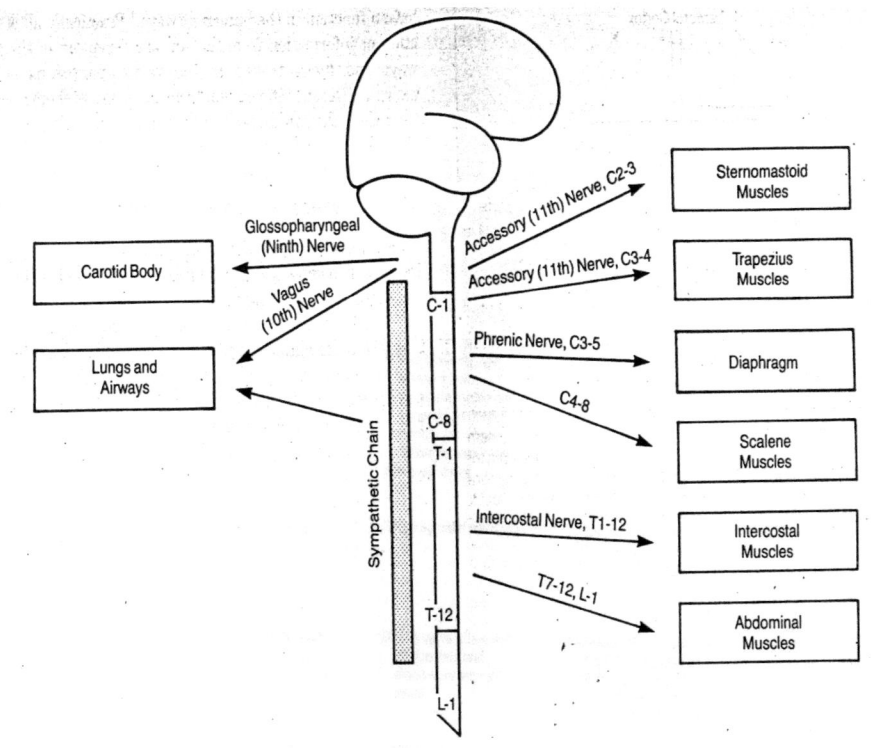

L'innervation motrice des différents groupes de muscles respiratoires est figurée sur le côté droit. Le parenchyme pulmonaire et les voies aériennes sont innervés par les systèmes nerveux sympathique et parasympathique (nerf vague, X ° paire crânienne). Pratiquement toutes les informations provenant des poumons et des voies aériennes sont véhiculées par le nerf vague. Les informations afférentes issues des chémorécepteurs des corps carotidiens atteignent le tronc cérébral via le nerf glossopharyngien (IX ° paire crânienne) [d'après TOBIN (90)].

FIGURE 3 : REGULATION CENTRALE ET PERIPHERIQUE DE LA RESPIRATION [D'APRES AHMEDZAI (1)].

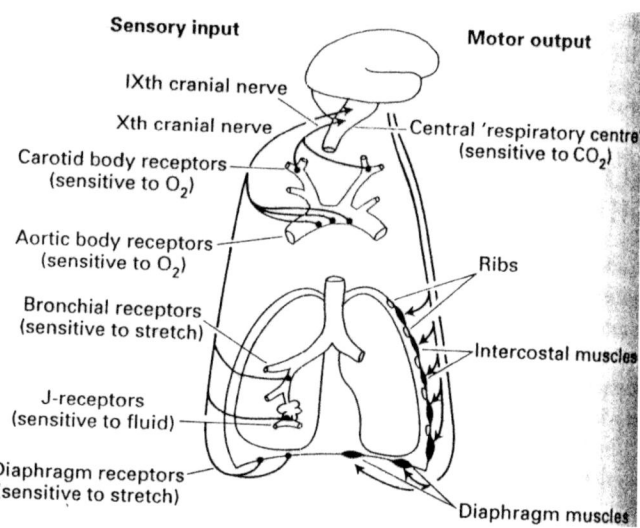

FIGURE 4 : LES PRINCIPALES VOIES PHYSIOPATHOLOGIQUES DE LA DYSPNEE [D'APRES COWCHER (21)].

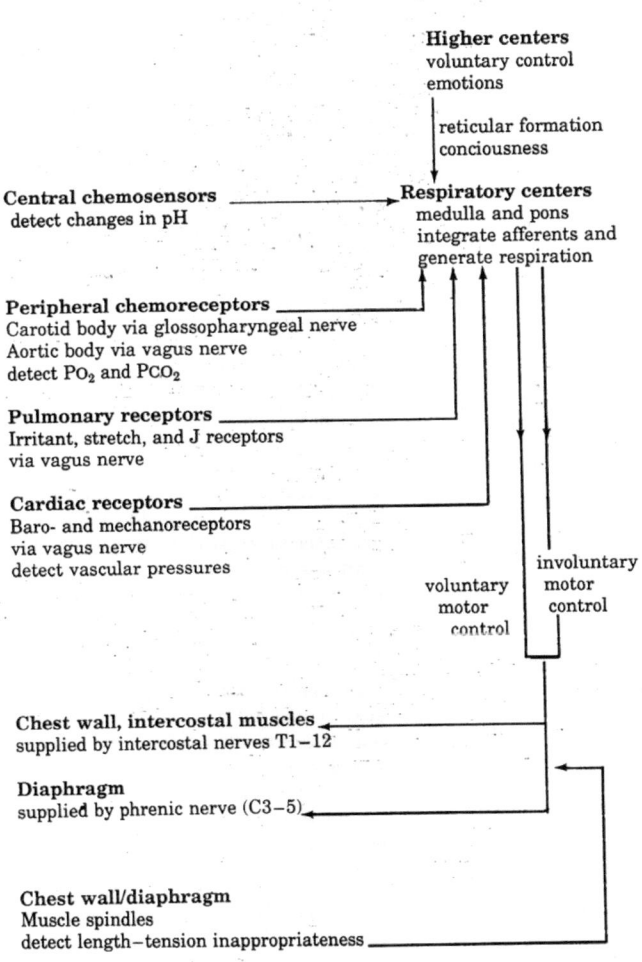

ECHELLES DE MESURE DE LA DYSPNEE.

ECHELLE de BORG

S'il vous plaît, entourer d'un cercle le nombre qui, en ce moment précis, à l'instant même, décrit le plus exactement possible votre gêne respiratoire.

0.   *aucune gêne*

0.5. *gêne à peine perceptible*

1.   *très légère gêne*

2.   *légère gêne*

3.   *gêne modérée*

4.   *gêne plus intense*

5.   *gêne intense*

6.

7.   *gêne très intense*

8.

9.   *gêne extrêmement intense*

10.   *gêne intolérable*

Diagramme du coût en Oxygène selon DURIN et PASSMORE 1967

Marcher d'un bon pas en montée   100

marche intermédiaire en montée

       marcher d'un bon pas sur le plat

marcher doucement en montée   très chargé

       marcher doucement

faire son lit   peu chargé

se laver   marcher doucement sur le plat

       se lever

s'asseoir

       dormir

ECHELLE DE L'OMS

0   *aucune gêne*

1   *essoufflement*

2   *dyspnée d'effort*

3   *dyspnée de repos*

4   *détresse respiratoire*

GRADES DE HEYSE MOORE

0   *absence de dyspnée*

1   *légère et supportable*

2   *modérée mais gênante*

3   *sévère ou insupportable*

INDEX DE MAHLER

De manière à évaluer cliniquement la dyspnée, MAHLER et col. (CHEST, Juin 1984) proposent deux index :

- un **index clinique de base, index de dyspnée basale (IDB)** qui explore la sévérité de la dyspnée,
- un **index évolutif, index évolutif de dyspnée (IED)** qui juge l'évolution du symptôme par rapport à l'index de base.

Chaque index comprend une évaluation arbitraire de trois situations particulières : altération fonctionnelle, niveau d'activité qui déclenche la dyspnée et le niveau d'effort nécessaire à l'apparition de la dyspnée. Au moment de l'évaluation initiale, dite de base, les conditions du patient sont évaluées de 0 (sévère) à 4 (sans altération), pour chaque catégorie. L'évaluation de chacune des trois catégories sont additionnées pour obtenir un index de base (IDB), compris entre 0 et 12. Le score le plus bas reflète la dyspnée la plus sévère.

Les modifications de la dyspnée chez un patient sont comparées avec l'état de base et sont évaluées en 7 grades pour chaque catégorie. Les scores sont compris entre - 3 (détérioration majeure), 0 (stabilité) à + 3 (amélioration majeure). Les évaluations de chacune des trois catégories sont additionnées pour obtenir un score évolutif (IED) compris entre -9 et + 9.

INDEX DE DYSPNEE DE BASE [0 à 12]

1. Altération fonctionnelle.

- **grade 4** : *aucune gêne* ; le patient est capable d'exécuter ses activités et occupations usuelles sans manque de souffle.
- **grade 3** : *légère altération* ; altération nette pour au moins une activité, mais aucune activité n'est complètement abandonnée. Réduction d'activité dans le travail ou lors d'activité usuelle qui semble discrète et non causée clairement par un manque de souffle.
- **grade 2** : *altération modérée* ; le patient a changé de métier **et/ou** a abandonné **une** activité usuelle par manque de souffle.
- **grade 1** : *altération sévère* ; le patient est incapable de travailler **ou** a renoncé à la plupart ou à toutes ses activités usuelles par manque de souffle.
- **grade 0** : *altération très sévère* ; le patient est incapable de travailler **et** a renoncé toutes ses activités usuelles par manque de souffle.

- **W** : cotation incertaine : le patient est gêné par un manque de souffle sans qu'il puisse être spécifié ; les détails sont insuffisants pour permettre de clarifier l'altération.
- **X** : inconnue ; information non valable par rapport à l'altération.
- **Y** : altérations pour des raisons autres qu'un manque de souffle par exemple douleur thoracique ou problèmes musculo-squelettiques.

185

2. Niveau d'activité déclenchant la dyspnée

- **grade 4** : *exceptionnel* ; la respiration devient plus courte uniquement lors d'une activité exceptionnelle comme porter une très lourde charge sur le plat, courir ou porter une charge plus légère en montée ... Aucun manque de souffle pour les tâches ordinaires.

- **grade 3** : *majeur* ; manque de souffle seulement lors d'activités majeures comme marcher en montée abrupte, monter plus de trois étages ou porter une charge modérée sur le plat.

- **grade 2** : *modéré* ; manque de souffle pour des tâches modérées ou moyennes comme marcher en pente régulière, monter moins de trois étages ou porter une charge légère sur le plat.

- **grade 1** : *léger* ; manque de souffle pour une activité modeste comme marcher sur le plat, se laver ou se lever.

- **grade 0** : *nul* ; aucune tâche n'est possible, manque de souffle au repas, assis ou coucher.

Comme pour la catégorie précédente, en cas de difficulté les cotations W, X et Y sont utilisées dans les mêmes conditions.

3. Intensité d'effort nécessaire à l'apparition de la dyspnée

- **grade 4** : *exceptionnelle* ; manque de souffle uniquement lors d'un effort le plus exceptionnel imaginable. Pas de dyspnée lors d'un effort ordinaire.
- **grade 3** : *majeure* ; manque de souffle lors d'un effort subnormal, mais de proportion majeure.
- **grade 2** : *modérée* ; manque de souffle lors d'un effort modéré, tâche réalisée avec des pauses occasionnelles et qui demande plus de temps que la moyenne.
- **grade 1** : *légère* ; manque de souffle lors d'un petit effort , tâche plus difficile à réaliser avec des pauses fréquentes et demande 50 à 100 % de temps supplémentaire que la moyenne.
- **grade 0** : *nulle* ; manque de souffle au repos, assis ou couché.

Comme pour les autres catégories en cas de difficultés les cotations W, X et Y sont utilisées dans les mêmes conditions.

INDEX D'EVOLUTION DE LA DYSPNEE [- 9 à + 9]

1. Modification de l'altération fonctionnelle

- **moins 3** : *détérioration majeure* ; autrefois le patient travaillait. Il a arrêté de travailler **et** a complètement abandonné plusieurs activités usuelles du fait de sa dyspnée.

- **moins 2** : *détérioration modérée* ; autrefois le patient travaillait et arrêté de travailler **ou** a complètement abandonné plusieurs activités usuelles du fait de sa dyspnée.

- **moins 1** : *détérioration minime* ; a changé de travail pour un plus facile **et/ou** a réduit ses activités usuelles en nombre et en durée du fait de sa dyspnée.

- **zéro** : *aucun changement*

- **plus 1** : *amélioration minime* ; capable de reprendre le travail à temps partiel ou a repris quelques activités habituelles avec moins de vigueur que prévu du fait de la dyspnée.

- **plus 2** : *amélioration modérée* ; capable de reprendre le travail pratiquement au rythme antérieur et/ou capable de reprendre la plupart des activités avec seulement des restrictions modestes dues à la dyspnée.

- **plus 3** : *amélioration majeure* ; capable de reprendre le travail à la place antérieure et capable de reprendre toutes les activités avec seulement de faibles restrictions du fait de l'amélioration de la dyspnée.

- **Z** : autres améliorations pour des raisons autres que l'amélioration de la dyspnée, patient a arrêté de travaillé, réduit son travail, abandonné ou réduit ses activité pour d'autres raisons par exemple autre problème médical, licenciement...

2. Modification du niveau d'activité déclenchant la dyspnée

- **moins trois** : *détérioration majeure* :a baissé de deux degré au plus par rapport à l'état de base

- **moins deux** : *détérioration modérée* : a baissé de plus d'un degré mais de moins de deux par rapport à l'état de base.

- **mois un** : *détérioration minime* : a baissée de moins d'un dégréé par rapport à l'état de base ; détérioration significative dans le grade mais n'a pas changé de grade.

- **zéro** : *aucune modification*

- **plus un** : *amélioration minime* : amélioration de moins d'un degré par rapport à l'état de base, mais amélioration significative dans le grade sans en changer

- **plus deux** : *amélioration modérée* : amélioration de plus d'un grade mais de moins de deux par rapport à l'état de base

- **plus trois** : *amélioration majeure* : amélioration de deux grades ou plus par rapport à l'état de base.

- **Z** : amélioration d'autres causes qu'une amélioration de la dyspnée, réduction activité non due à la dyspnée mais à une douleur thoracique ou un problème musculo-squelettique par exemple.

3. Modification de l'intensité de l'effort

- **moins trois :** *détérioration majeure* : diminution sévère de l'effort pour la survenue de la dyspnée par rapport à l'état de base. Activité maintenant demande 50 à 100 % de temps en plus que lors de l'état de base.

- **moins deux** : *détérioration modérée* : quelques diminutions de l'effort pour obtenir la dyspnée cependant moindre que pour la catégorie précédente. Il faut plus de pauses pour les mêmes activités

- **moins un** : *détérioration minime* : l'effort ne demande pas plus de pause pour déclencher la dyspnée, mais il faut moins d'effort que prévu pour obtenir la dyspnée.

- **zéro** : *aucune modification*

- **plus un** : *amélioration minime* : capable d'accomplir des tâches réclamant de plus grand effort sans apparition de la dyspnée. Par exemple capable d'accomplir une tâche plus rapidement que prévu.

- **plus deux** : *amélioration modérée* : capable de faire avec moins de pause un effort plus important sans apparition de dyspnée. L'amélioration est plus importante que dans la catégorie précédente mais pas dans des proportions majeures

- **plus trois** : *amélioration majeure* : capable d'accomplir des efforts beaucoup plus importants avec moins de pauses. Par exemple les activités sont réalisées 50 à 100 % plus rapidement qu'à l'état de base.

- **Z** : Amélioration ou altération pour d'autres raisons indépendantes de la dyspnée

INDEX DE DYSPNEE DE BASE cotation de 0 à 12			
	altération fonctionnelle	niveau d'activité	intensité d'effort
grade 4			
grade 3			
grade 2			
grade 1			
W			
X			
Y			
IDB			

LEGENDE :

A : âge

Demandeur : demandeur d'évaluation initiale

    MS : médecin spécialiste

    MG : médecin généraliste

F.vie : fin de vie

Motif : symptôme ayant motivé l'évaluation

    AEG : altération de l'état général

    Tbs neuro : troubles neurologiques

    Tbs respi : troubles respiratoires

    Tbs dig : troubles digestifs

    Alt hép : altérations de la fonction hépatique

Lieu éva : lieu de l'évaluation

    CHU : centre hospitalier universitaire

    CGFL : Centre Georges-François Leclerc

    Chenôve : Clinique de Chenôve

    DREVON : Clinique Drevon

    Fontaine : Clinique de Fontaine

    BJoly : Clinique Bénigne Joly

    USP : Unité de soins palliatifs la Mirandière

    S.Marthe : Clinique Ste Marthe

Maladie initiale :

Ap. respi : appareil respiratoire

Ap. génital : appareil génital

Ap. urinaire : appareil urinaire

Ap. dig : appareil digestif

SNC : système nerveux central

? : localisation primitive inconnue

EM sur AVC : état de mal épileptique sur accident vasculaire cérébral

Métastases :

Pulm : pulmonaires

Pleur : pleurales

Hép : hépatiques

Médias : médiastinales

Ggs :ganglionnaires

Surrén :surrénaliennes

Céréb : cérébrales

De : dyspnée au moment de l'évaluation, O (oui)/N (non), stade de la dyspnée (de 1 à 10)

Ttt spécifique : traitement spécifique de la dyspnée

O2 : oxygénothérapie

V.adm : voie d'administration

Effica : efficacité du traitement sur la dyspnée

D/E ph. ultime : existence d'une dyspnée et/ou d'un encombrement lors de la phase ultime (+ : modéré, ++ : majeur)

tttAS : administration d'un traitement antisécrétoire (O/N)

Indic. sédation : indication de la sédation

D. séjour : durée de séjour.

N°	A	S	Demandeur	Motif	F.Vie	Lieu Eva	Maladie initiale	Metastases	De	stade	O2	ttt spécifique	V.adm	effica	D/E ph.ultime	ttAS	sedation	Indic.Séd.	D.séj
1	72	m	MS	douleur	N	USP	ap.urinaire	os	N		N				N	N	N		19
2	84	f	MS	AEG	N	CHU	ap.génital	oui	N		N				D+	N	N		33
3	47	f	famille	AEG	O	CHU	ap.génital	pulm.pleur	O	2	O	lasilx	IV	1	E+	N	N		18
4	83	m	MS	AEG	N	CHU	ap.urinaire	os	O	1	N	aspirat		1	D+, E+	N	N		6
5	73	m	MS	douleur	N	DREVON	ap.génital	os	O	1	N					N	N		48
6	81	m	MS	AEG	N	USP	ap.respi	non	O	4	O			2	D+, E+	N	N		50
7	70	f	MG	AEG	N	USP	ap.digestif	pulm, hép	O	1	O			0	E+	O	N		41
8	71	m	famille	douleur	O	domicile	ORL		N		N					N	N		13
9	79	m	MS	tbs neuro	O	CHU	ap.génital	os	O	4	O	atb, aér	IV	4	D++, E++	N	N		3
10	76	f	MS	AEG	N	CHU	cellulite pelvienne	non	O	4	O			4	D+	N	N		2
11	64	f	MS	tbs dig	N	DREVON	ap.génital	hép	O	2	N			2	D+	N	N		35
12	81	m	MS	AEG	N	Messigny	ap.digestif	pulm, hép, os	O	2	O			2	D+	N	N		9
13	76	m	MS	douleur	N	CHU	ap.urinaire	pulm, hép	O	2	O			2	D+, E+	N	N		13
14	72	f	MS	AEG	O	CGFL	ap.digestif	os, hép, ggs	O	4	O			3	D+	N	N		21
15	91	f	MS	AEG	N	CGFL	sein	non	O	1	N					N	N		32
16	39	m	MS	alt hép	O	CHU	hépatique	sein	N	1	N			0		N	N		20
17	83	f	MS	AEG	O	CGFL	sein	pulm, pleur	O		O				D+, E++	N	N		10
18	84	m	MS	AEG	N	Chenôve	ORL	os	O		O	aér			D++	N	N		35
19	77	m	MS	tbs neuro	N	DREVON	Parkinson évolué	os	N	1	N	aspirat		2	D+, E++	N	N		3
20	72	m	MS	AEG	N	CGFL	ap.urinaire	pulm, hép	O		O					O	N		22
21	69	m	MS	AEG	N	Fontaine	ap.génital	non	N		O					O	N		72
22	54	f	MS	AEG	N	CHU	ap.digestif	pulm, hép	N		N					N	N		36
23	74	f	MS	AEG	N	DREVON	ap.génital	non	N		N					N	N		43
24	57	m	MS	AEG	N	CHU	ORL	non	N		N					N	N		75
25	57	m	MS	AEG	O	CGFL	ap.respi	céréb, os	O	1	O			0	E+	O	N		3
26	86	m	MS	AEG	O	CHU	ap.génital	non	N		N				E+	O	N		24
27	91	m	MS	AEG	N	CHU	pancréas	hép	O	2	N			0	E+, D+	O	N		7
28	83	m	MS	AEG	O	CHU	polypathologie terminale		O	3	N			3		N	N		8
29	73	f	famille	tbs neuro	N	DREVON	sein	céréb	O	3	N			3	E+, D+	N	N		30
30	61	m	MS	AEG	N	S.Marthe	oesophage	non	O	4	O	oui		3	D++, E+	N	N		60
31	80	f	MS	douleur	N	CHU	hémopathie		N	3	O			2	D+	N	O	agitation	29
32	81	f	MS	AEG	N	CHU	thyroïde	pulm, hép	O		N					N	N		111
33	71	f	MS	tbs respi	N	CGFL	ap.respi	pleur	O	3	N			3	E+, D+	N	N		35
34	52	m	MS	tbs dig	N	CHU	pancréas	péritoine	N		N					N	N		23
35	49	m	MS	AEG	O	CGFL	ap.urinaire	pulm, hép, céréb, os	N		N				E+	N	N		8
36	49	m	MS	tbs neuro	N	CHU	ap.urinaire	pulm, hép, surrén.	O	1	N			1	E+, D+	N	N		26
37	88	m	MS	AEG	O	DREVON	insuf.rénale.terminale	non	N		N				D+, E+	O	O	dir/agitation	5
38	69	m	patient	tbs neuro	N	USP	SNC + ap.urin	cérébell, céréb	O		O				E+	N	N		10
39	69	f	MS	AEG	N	domicile	?	pulm, os	N		O				E+	N	N		5
40	82	m	MG	AEG	O	CGFL	?	non	N		O				E+	N	N		4
41	59	f	MS	tbs neuro	N	DREVON	SNC	céréb, os	O		N			1	E+	N	N		41
42	59	f	MS	tbs neuro	N	CGFL	sein	os	N	1	O			1	E+	N	N		131
43	87	f	MS	AEG	N	CGFL	sein	non	O		N				D+, E+	N	N		27
44	43	f	MS	AEG	O	CGFL	sein	pulm, pleur, hép	O	1	N			1	D+	N	N		35
45	91	f	MS	tbs neuro	N	S.Marthe	ap.urinaire	os	N		N					N	N		16

193

N°	A	S	Demandeur	Motif	F.Vie	Lieu Eva	Maladie initiale	Metastases	De	stade	O2	ttt spécifique	V.adm	effica	D/E ph.ultime	tttAS	sedation	Indic.Séd	D.sé
46	69	m	MS	tbs respi	N	CHU	?	pulm, pleur	O	3	O				3 D+, E+	N	O	agitation	100)
47	42	m	MS	AEG	O	CGFL	ap.urinaire	pulm, céréb	O	2	N			2 D+, E+	O	N		23)
48	49	f	MS	AEG	N	CGFL	sein	hép, céréb, pulm, pleur	N	2	N			E++	O	O	agitation	12)
49	93	f	MS	AEG	O	CHU	ap.génital	os, pulm	O	1	N			E+	O	O		2)
50	65	m	MS	tbs dig	N	CHU	pancréas	hép, péritoine	O	4	N			1 D+	N	N		35)
51	77	f	MG	tbs respi	N	m retraite	ap.respi	non	O	3	O	oui	IV	4 E+, D++	O	N	dtres respi	22)
52	78	m	MS	AEG	N	CHU	ap.digestif	pulm, hép	O	O		oui	aéro	3 D+, E++	O	N		32)
53	52	f	MS	tbs neuro	N	CHU	?	céréb, hép	N	2	N			D+	N	N		58
54	84	f	MS	AEG	N	ChenÔve	ap.urinaire	pulm, hép, os	O	O				2 D+, E+	N	N		30)
55	76	f	MG	AEG	N	domicile	SNC	non	O	1	N			E+	N	N		13)
56	60	f	MS	tbs neuro	N	Fontaine	ap.digestif	céréb, surrén	O	N			1		N	O		12)
57	92	m	MG	AEG	N	USP	ap.respi	non	N	N					N	N		14)
58	70	f	MS	AEG	N	Bjoly	ap.génital	pleur, céréb	N	O	oui	IV	E+		N	N		25)
59	94	f	MS	AEG	O	Fontaine	sein	vésicales	N	N				E+	N	N		5)
60	53	m	MS	AEG	O	DREVON	?	péritoine, os	O	1	O	oui	kiné	1 D+, E+	O	N		5)
61	70	f	famille	douleur	O	domicile	ap.urinaire	tissus mous	O	3	N	oui	IV	1	O	N		5)
62	75	m	MG	AEG	N	USP	ap.respi	peritoine	O	4	O	oui	IV	4 E+, D++	N	N		38)
63	65	m	MS	douleur	N	USP	ap.digestif	céréb	N	N				E+	N	N		31)
64	64	m	MS	tbs neuro	N	DREVON	pancréas	colique	O	4	O	oui	IV	4 D++, E++	O	N	dtres respi	100)
65	80	f	MS	tbs respi	N	CGFL	ap.respi							D+, E+	N	O		10)
66	82	m	MS	AEG	N	Messigny	pancréas	os	N	2	N				N	N		11)
67	85	f	MS	AEG	O	DREVON	sein	non	O	O	aspirat			2	N	N		31)
68	79	f	MS	AEG	N	Bjoly	hépatique	non	?						N	N		2)
69	95	m	MS	AEG	N	CHU	ap.digestif	pleur, hép, os	N	2	O	oui	IV	D+	N	N		24)
70	62	m	MS	tbs respi	O	Bjoly	ap.respi+ORL	céréb, hép, os	N	2	O			1 D+, E+	N	N		24)
71	72	f	MS	AEG	N	CGFL	ap.respi	pulm, hép	O	3	O			3 D+, E+	N	N		21)
72	56	m	MS	tbs respi	N	CHU	ap.respi	non	N	N					N	N		14)
73	91	m	MS	AEG	N	Bjoly	ap.dig	hép	O	1	O			1 D+, E+	N	N		47)
74	60	m	MS	tbs neuro	N	Bjoly	ap.respi	non	N	N				E+	N	N		18)
75	81	m	MS	AEG	O	domicile	pancréas	non	N	1	O			1 D+, E+	N	N		4)
76	64	f	MS	tbs neuro	N	CGFL	ap.génital	non	N	N				E+, D+	O	N		19)
77	89	f	MS	AEG	N	CGFL	sein	multiples	N	O				E+, D+	N	N		4)
78	78	m	MG	coma hép	O	domicile	hépatique	?	O	3	N			0 E+	O	N		9 mois
79	63	m	MS	AEG	N	CGFL	ORL	non	N	N				D+, E++	O	N		4)
80	77	m	MS	AEG	N	CGFL	ap.respi	os, surrén	O	2	O		aéro		N	N		16)
81	87	f	MS	AEG	N	CHU	ap.génital	péritoine	N	N				2 D+	N	N		43)
82	69	f	MS	tbs neuro	N	Bjoly	sein	os	N	N				E+	N	N		54)
83	73	f	MS	AEG	N	CGFL	ap.génital	os	N	N					N	N		123)
84	64	m	MS	AEG	O	DREVON	ap.digestif	péritoine	O	1	O			1 D+, E+	O	O	agitation	35)
85	40	f	MS	douleur	N	Bjoly	ap.respi	hép	N	N				D+, E+	O	N		25)
86	94	m	MG	AEG	N	Bjoly	ap.génital	médiastin	N	2	O			2 D+, E+	O	N		16)
87	75	f	MG	AEG	N	USP	ap.digestif	os	N	N					N	N		12)
88	78	m	MS	AEG	N	DREVON	ap.digestif	non	N	N					N	N		64)
89	45	f	MS	tbs neuro	O	CGFL	SNC	hép	N	N				E+, D+	O	N		92)
90	50	m	MS	AEG	N	USP	ap.génital	hép ?	N	N				D+	N	N		11)

194

N°	A	S	Demandeur	Motif	F.Vie	Lieu Eva	Maladie Initiale	Metastases	De	stade	O2	ttt spécifique	V.adm	effica	D/E ph.ultime	tttAS	sedation	Indic.Séd	D.séj
91	74	f	MG	douleur		USP	ORL	non	O	2	O	oui	kiné,IV	2	D+, E+	N	N		26
92	85	m	MS	AEG	O	CHU	insuf rénale terminale		O	4	N	oui	IM	4	D++, E++	N	N		11
93	78	f	MS	AEG	N	m retraite	thyroïde,foie	pleur	O	3	N	kiné		3	D+, E+	N	N		28
94	82	m	MS	AEG		CHU	ap.digestif	hép	O	2	O			2	D+	N	N		4
95	66	m	MS	AEG	N	CGFL	ap.digestif	hép	O	1	O				1 D+	N	N		27
96	91	f	MS	AEG	O	CHU	EM sur AVC, cachexie		N		N					N	N		66
97	63	f	MS	douleur	N	CGFL	sein	hép, os	N		N				E+	N	N		14
98	98	f	MS	AEG	N	USP	t.mous	non	N		N					N	N		14
99	79	m	MS	AEG	N	CHU	ap.digestif	hép, pulm	N		N					O	N		146 j
100	60	m	MS	douleur	N	Bjoly	ap.respi	surrén	N		N				D+, E+	O	N		53
101	80	m	MG	douleur	N	domicile	ap.génital	os	N		N					N	N		9 j
102	57	m	MS	douleur	O	DREVON	ap.urinaire	céréb	O	4	N			3	D+, E++	O	N		5 j
103	69	f	MS	douleur	N	CGFL	mélanome	os, hép	O	1	N			1	D+, E++	O	N		63
104	73	m	MS	AEG	N	DREVON	ap.génital	os, hép, surrén	N		N					N	N		10
105	67	f	MS	tbs dig	N	DREVON	?	pulm, hép	N		N				D+, E+	N	N		52
106	85	m	MS	AEG	N	DREVON	ap.génital	hép	N	1	N			1	D+, E+	N	N		20
107	62	f	MS	tbs neuro	O	CHU	Creutzfeldt Jacob ?		O		N					N	N		9 j
108	51	m	MS	tbs neuro	N	CHU	ap.respi	céréb	O	2	O			1		N	N		4
109	92	m	MS	AEG	N	Bjoly	ap.digestif	non	N		N				E+	O	N		10
110	85	m	MG	AEG	O	m retraite	ap.digestif	non	N		N					N	N		50
111	67	m	MS	tbs neuro	N	DREVON	SNC	non	N		N				D+, E+	O	N		29
112	78	m	MS	AEG	N	Fontaine	ap.génital	os, hép	O	3	N			3	D+	N	N		14
113	83	f	MS	AEG	N	Fontaine	ap.digestif	péritoine	O	4	N				D+, E+	N	N		8 j
114	73	f	MS	tbs neuro	N	DREVON	?	pulm, pleur	O	4	O			4	D+, E++	O	N		13
115	77	m	MG	AEG		domicile	ap.urinaire	pulm	?	?	O	oui	?		D+	N	N		18
116	72	m	MS	tbs dig	O	CHU	ap.digestif	non ?	N		N				D+, E+	N	N		16
117	80	f	MG	AEG		domicile	ap.digestif	non	O	4	O			4	D++, E++	O	N		14
118	64	f	MS	tbs neuro		CHU	mélanome	céréb	O	2	O			2	D+, E+	O	N		9 j
119	79	f	MS	tbs neuro	N	CGFL	sein	pleur, os	O	2	O			1	D+, E+	N	N		23
120	87	f	MS	AEG		DREVON	hémopathie	méninges	N		N					N	N		2 j
121	84	f	MS	tbs neuro	N	CHU	sein	hép, os, endomètre	N		N				E+	O	N		13
122	94	f	famille	tbs dig	N	domicile	?		N		N					N	N		8 j
123	73	f	MG	douleur	N	m retraite	hémopathie		N		O				E+	N	N		7
124	81	f	MS	AEG	O	DREVON	ap.digestif	pulm, hép, os	N		N					N	N		40
125	80	m	MS	AEG	N	USP	hépatique	non	N		O					N	N		10 j
126	74	f	MS	AEG		CGFL	t.mous	pulm, os	O	1	O			1	D+, E+	N	N		22
127	64	m	MG	AEG	N	domicile	hépatique	non	O	1	N			1	E+	N	N		2
128	53	m	MS	tbs dig	N	ChenOve	ap.digestif	médiastin	N		N				D+, E++	O	N		47
129	82	f	MS	AEG	N	ChenOve	ap.urinaire	non	O	2	N			2	D+, E+	O	N		5
130	84	m	MS	AEG	N	CGFL	ap.respi	non	O	1	N			1	D+, E+	N	N		4
131	79	m	MG	AEG	O	domicile	ORL	non	N		N				E+	O	N		21
132	71	m	MG	douleur	N	domicile	ap.respi	os, surrén, hép	N		N				D+, E+	O	N		10
133	62	m	MS	tbs respi	N	CHU	ap.digestif	pulm, os, hép	O	4	O	oui		3	D++, E++	O	N		36
134	81	f	MS	AEG	O	CHU	sein	hép, péritoine	N		O					N	N		2 j
135	68	f	MS	tbs neuro	N	USP	SNC	non	N		N				E+	N	N		25

195

N°	A	S	Demandeur	Motif	F.Vie	Lieu Eva	Maladie Initiale	Metastases	De	stade	O2	ttt spécifique	V.adm	effica	D/E ph.ultime	tttAS	sedation	Indic.Séd	D.séj
136	69	m	MS	AEG	O	CHU	ap.respi	pulm, hép	O	4	O			4	D +	N	N		8
137	63	f	MS	AEG	N	DREVON	pancréas	hép	N		N					N	N		62
138	88	m	MS	AEG	N	Chenôve	ap.respi	non	O	1	N			1		N	N		11
139	60	m	MS	tbs neuro	N	CGFL	ap.urinaire	pulm, os, céréb	O	1	N					N	N		90
140	80	m	MG	alt.hép	N	domicile	ap.digestif	hép	O	2	N			2		N	N		21
141	52	m	MS	AEG	N	CGFL	ap.urinaire	pulm, os	O	3	N			3	D ++, E ++	N	O	dtres respi	53
142	77	m	MS	AEG	N	CHU	ap.digestif	pulm	O	3	N					N	O		10
143	92	m	MS	tbs dig	N	CGFL	hémopathie	non	N		N			?	E +	O	N		24
144	57	f	MS	AEG	N	DREVON	ap.digestif	pulm, péritoine	O	1	N			1	D +, E +	N	N		30
145	89	f	MS	AEG	N	CHU	pancréas	non	N		N					N	N		4
146	70	f	MS	AEG	N	CGFL	mélanome	os	N		N					N	N		43
147	70	f	MS	AEG	N	CGFL	sein	non	O	1	N			1		N	N		15
148	74	f	MS	tbs dig	N	DREVON	ap.digestif	pulm, hép, médias	O	1	N			1	D +, E +	N	O	?	38
149	48	f	MS	tbs respi	N	domicile	ap.respi	pulm	O	4	O			4	D ++, E +	N	N		2
150	70	m	MS	AEG	N	DREVON	ap.génital	os	N		N				D +, E +	N	N		10
151	72	m	famille	AEG	O	domicile	ap.respi	pulm	O	1	O			0	E +	O	N		7
152	78	m	MS	AEG	N	CHU	ap.respi + gén	céréb	O	2	O			2	D +, E+	O	N		33
153	62	m	MS	AEG	N	Bjoly	ap.respi	os, céréb, surrén	O	3	O			3	D +, E +	O	N		12
154	69	m	MS	AEG	O	CHU	ap.urinaire	pulm	O	2	N	oui		2	D +, E +	O	N		22
155	29	m	MS	rappr fam	N	USP	SNC	non	N		N					N	N		18
156	58	f	MS	tbs neuro	N	CGFL	sein	céréb	N		N			2	D +, E ++	N	N		190
157	80	m	MG	AEG	O	USP	ap.génital	os	N		N				E +	O	N		45
158	74	f	MS	AEG	N	CHU	ap.digestif	pleur, ggs	N		N					N	N		70
159	58	f	MS	AEG	N	CGFL	sein	pleur, hép, os	O	3	N			3	D +	N	N		2
160	43	f	MS	AEG	N	S.Marthe	ap.génital	non	O	2	O			1	D +, E ++	N	N		18
161	84	f	MS	tbs neuro	O	CHU	ap.génital	os	N		N				E +	O	N		4
162	63	m	MS	AEG	N	CGFL	ap.respi	non	O	3	O	oui	IV	?	E +	N	N		2
163	53	m	MS	tbs neuro	N	Bjoly	SNC	non	O	3	O			?	D ++, E ++	N	N		2
164	58	f	MS	tbs neuro	N	CHU	SNC	non	N		N			?	D ++, E ++	O	N		7
165	65	f	MG	AEG	N	Bjoly	mélanome	hép	O	2	O				E +	N	N		37
166	64	f	MG	tbs neuro	N	domicile	sein	pleur, pulm, hép, céré	O	3	O			1	D +	N	N		7
167	91	m	MG	AEG	N	Fontaine	ap.génital	non	N		N			?	D +	O	N		7
168	41	f	MS	tbs neuro	N	USP	SNC	non	N		N					N	N		10
169	79	f	MS	AEG	N	CGFL	ap.génital	non	N		N					N	N		19
170	93	f	MS	AEG	N	CHU	ap.génital	non	N		N				E +	O	N		18
171	74	f	MS	tbs respi	N	CGFL	?	sein, pulm, hép, os	O	4	O	oui	IV	4	D++, E+	N	N		39

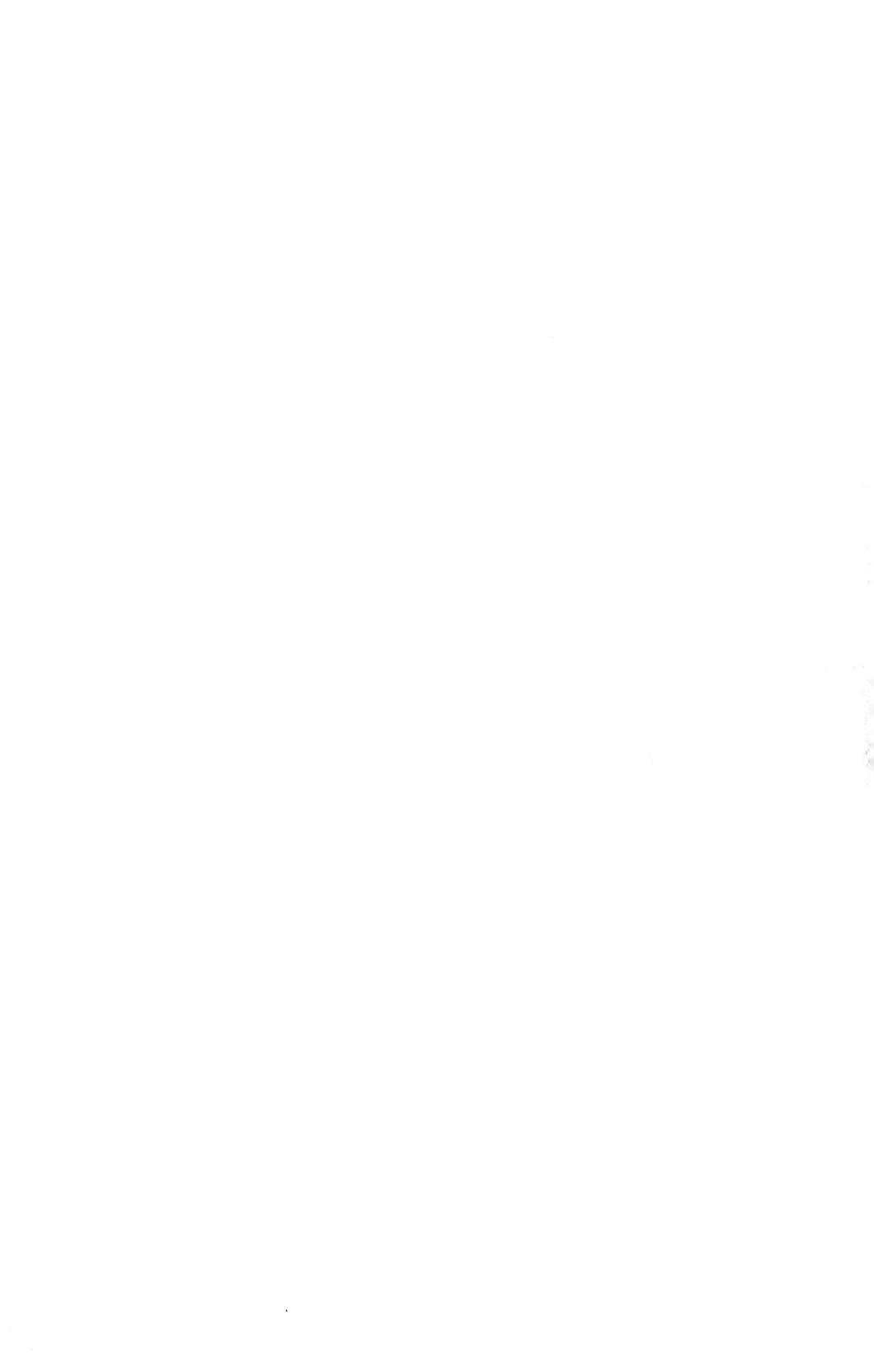

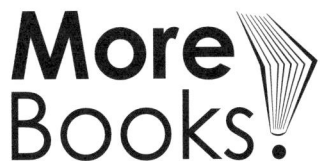
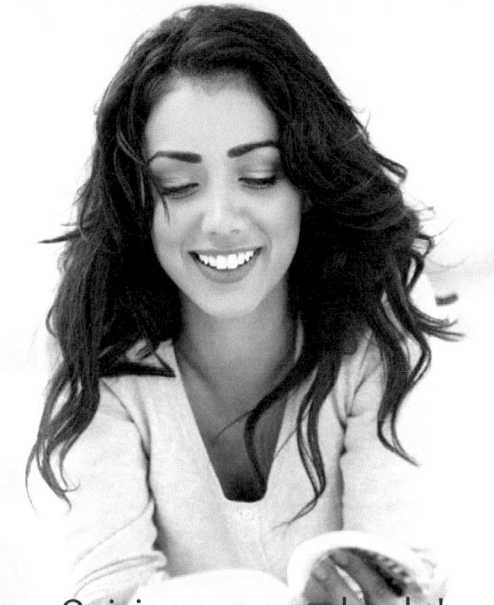

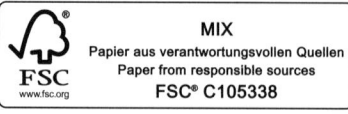